身体运转的秘密
皮肤、牙齿和毛发

[英]安娜·桑德曼◎著　[英]伊恩·汤普森◎绘　蒋　芳◎译

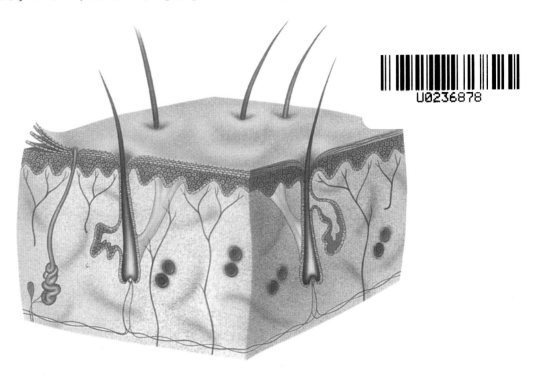

海豚出版社
DOLPHIN BOOKS
CICG 中国国际传播集团

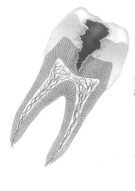

图书在版编目（CIP）数据

身体运转的秘密. 皮肤、牙齿和毛发 / （英）安娜·
桑德曼著；（英）伊恩·汤普森绘；蒋芳译. -- 北京：
海豚出版社，2024.12
　　ISBN 978-7-5110-6845-3

　　Ⅰ.①身… Ⅱ.①安… ②伊… ③蒋… Ⅲ.①人体—
儿童读物 Ⅳ.①R32-49

中国国家版本馆CIP数据核字(2024)第077919号

版权登记号：01-2021-3242

Your Body Skin, Teeth and Hair
Copyright©Aladdin Books 2024
Written by Anna Sandeman
Illustrated by Ian Thompson
An Aladdin Book
Designed and directed by Aladdin Books Ltd.
PO Box 53987London SW15 2SF
England

出 版 人：　王 磊

项目策划：　童立方·小行星
责任编辑：　张国良
特约编辑：　王 蓓　李静怡
装帧设计：　周含雪　方 舟
责任印制：　于浩杰　蔡 丽
法律顾问：　中咨律师事务所　殷斌律师

出　 版：　海豚出版社
地　 址：　北京市西城区百万庄大街24号
邮　 编：　100037
电　 话：　010-68325006（销售）010-68996147（总编室）
传　 真：　010-68996147
印　 刷：　河北彩和坊印刷有限公司
经　 销：　全国新华书店及各大网络书店
开　 本：　16开（889mm×1194mm）
印　 张：　14
字　 数：　60千
印　 数：　1-4000
版　 次：　2024年12月第1版　2024年12月第1次印刷
标准书号：　ISBN 978-7-5110-6845-3
定　 价：　128.00元（全8册）

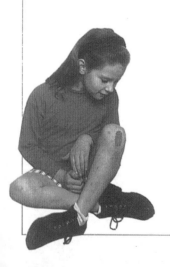

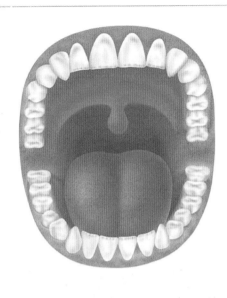

目　录

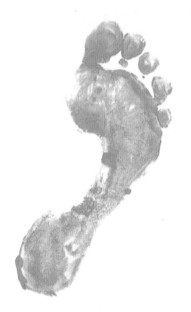

皮肤类型

　　所有脊椎动物都有皮肤，或厚或薄，或粗糙或光滑。很多动物有特殊的皮肤，来保护自己免受敌人或周围环境的伤害。

　　刺猬浑身长满约 16,000–17,000 根刺用以自卫。犰狳（qiú yú）身上覆盖着坚硬的骨板，用来御敌。鸵鸟腿上有厚厚的角质，防止自己被划伤。

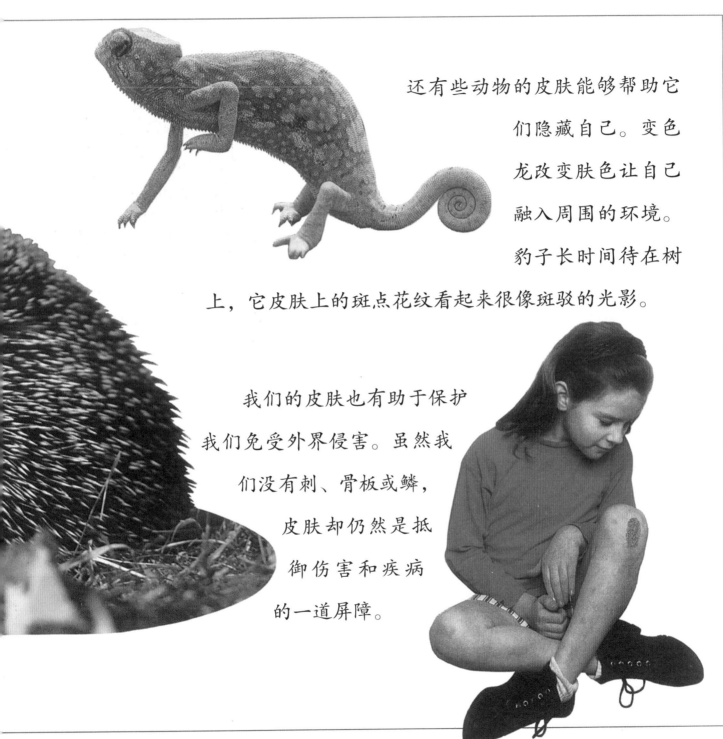

还有些动物的皮肤能够帮助它们隐藏自己。变色龙改变肤色让自己融入周围的环境。豹子长时间待在树上，它皮肤上的斑点花纹看起来很像斑驳的光影。

我们的皮肤也有助于保护我们免受外界侵害。虽然我们没有刺、骨板或鳞，皮肤却仍然是抵御伤害和疾病的一道屏障。

你的皮肤

皮肤是你身体最大的器官。如果把它摊开，面积大约为 1.5–2 平方米，有一张单人床那么大。

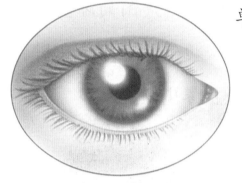

你身上大部分皮肤厚约 2 毫米，不过眼睑上的皮肤厚度只有不到 1 毫米。手掌和脚掌上的皮肤则厚达 4.5 毫米，因为它们必须经得起繁重的使用。

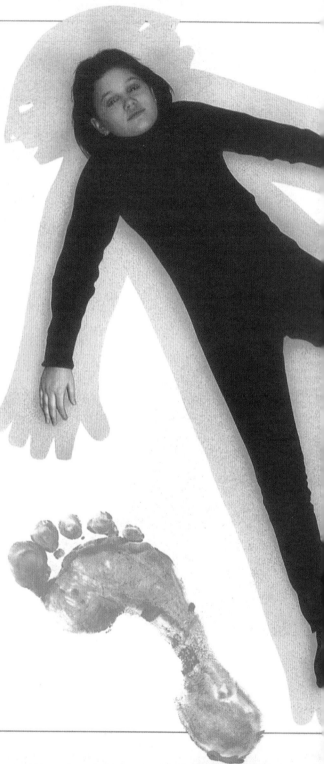

我们的皮肤会随着身体生长，而不像蛇那样时不时蜕皮。你年轻的时候皮肤很紧致，大概25岁以后，皮肤就不再那么有弹性了。随着你慢慢变老，皮肤会长出皱纹，变得松弛。

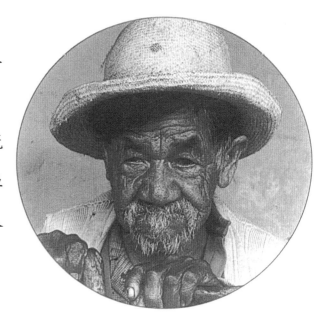

你的肤色在你一生中基本不会有大改变。肤色深浅取决于皮肤中黑色素的含量。黑色素是一种帮皮肤抵御阳光有害射线的色素。来自炎热地区的人其体内的黑色素通常比寒冷地区的人更多，因此，他们的皮肤更黑。

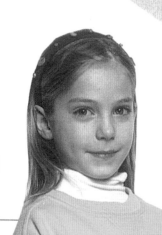

表 皮

每个人的皮肤主要由两层构成，上面一层是表皮，下面一层是真皮。与身体其他部位一样，皮肤也是由微小的细胞构成的。新的皮肤细胞在表皮层底部产生。它们向上移动，最终把其上方的老旧细胞顶到皮肤表面。这个过程大约需要三个星期。在此期间，老旧细胞逐渐死亡，被压平，形成覆盖整个身躯的强韧外层。

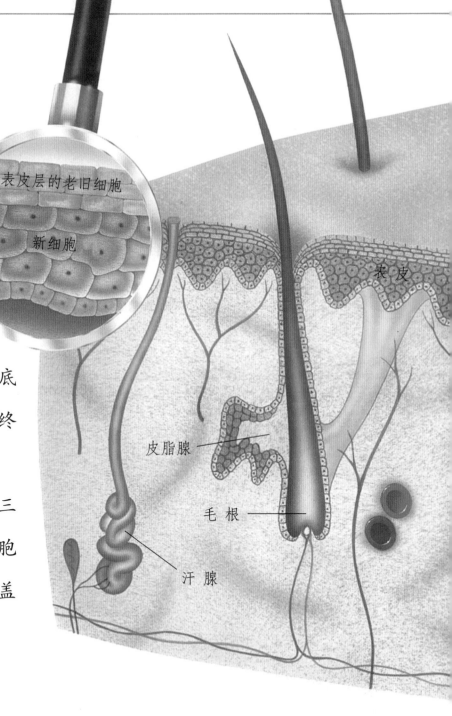

表皮层的老旧细胞

新细胞

表 皮

皮脂腺

毛 根

汗 腺

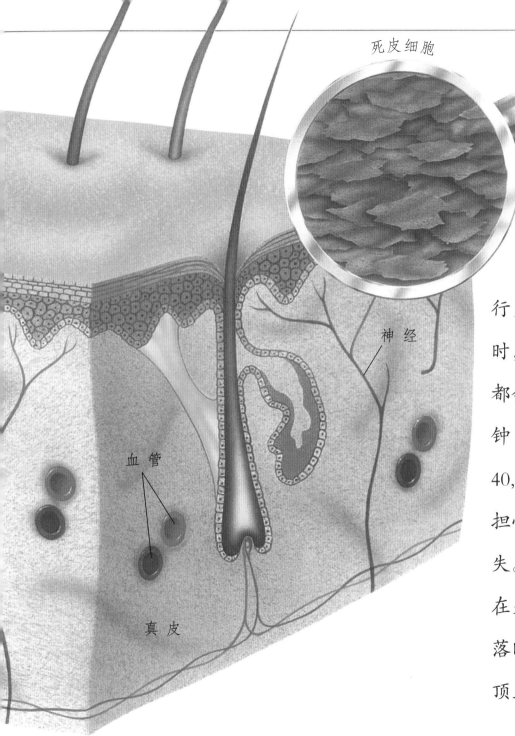

死皮细胞

神经

血管

真皮

皮肤表层始终在不断变化。当你行走、坐下甚至睡觉时，皮肤上的死皮细胞都会脱落。在短短1分钟内，你就会失去约40,000个细胞！不过别担心，你的皮肤不会消失。新的皮肤细胞一直在生成，当死皮细胞脱落时，下面的新细胞会顶上来替换。

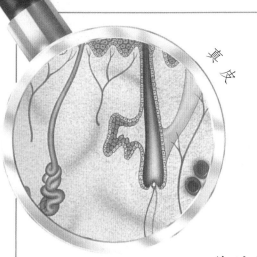
真皮

真 皮

真皮含有大量的弹性纤维和胶原纤维以及神经末梢、血管、毛根和汗腺等。

你的神经末梢能分辨出物体是冷的还是热的，是粗糙的还是光滑的。如果有东西在伤害你，它们也能感知到。如果你被扎到，你的神经末梢会向大脑发送警报，告诉它你的手指正受到伤害，然后大脑会命令肌肉把你的手指移开。

你的血管、毛发和汗腺协作，来确保身体不会变得太冷或太热。

绿色箭头表示神经信号的传递方向。

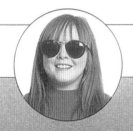 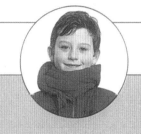

当环境热时	当环境冷时
血管扩张，使温热的血液更接近皮肤表面，以此散发身体热量。这就是你剧烈跑动以后脸会变红的原因。	血管收缩，尽量维持身体温度。
汗毛平贴在皮肤上，防止热空气停留。	微小的肌肉牵动汗毛，使它们竖立起来，防止热空气散失。"鸡皮疙瘩"就是这些肌肉作用的结果。
汗腺分泌更多的汗液，把体内热量散发到空气中。你越热，汗腺分泌的汗液就越多。	不会出汗。

保护身体

我们周围的环境里有无数的微小细菌，你的皮肤可以阻止它们进入体内。皮肤表面的细胞就像屋顶的瓦片一样层层叠叠，形成一个强大的屏障，使细菌几乎无法进入。

你的身体还有一层叫做皮脂的油脂保护，覆盖在皮肤表面。皮脂由真皮层的皮脂腺分泌，含有能杀死细菌的化学物质。

分泌皮脂的腺体

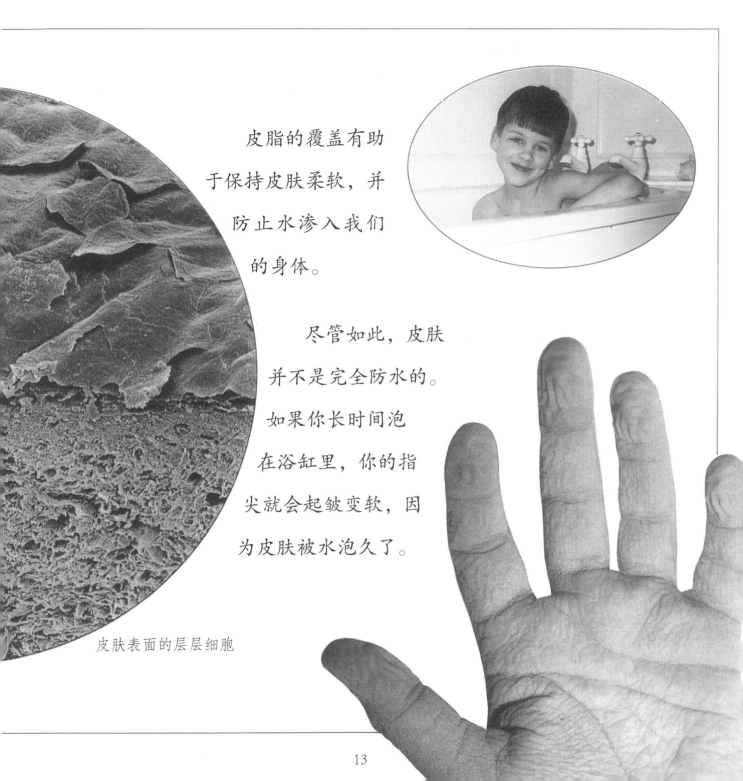

皮脂的覆盖有助于保持皮肤柔软，并防止水渗入我们的身体。

尽管如此，皮肤并不是完全防水的。如果你长时间泡在浴缸里，你的指尖就会起皱变软，因为皮肤被水泡久了。

皮肤表面的层层细胞

牙 齿

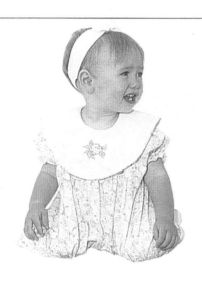

大多数婴儿出生时都没有牙齿。大约长到 6 个月的时候，牙齿开始出现。5 岁以前，多数孩子都会长齐 20 颗乳牙。不久以后，孩子的乳牙开始脱落，让出位置给恒牙生长。这些恒牙将在未来 10 年左右慢慢长齐。

你有多少颗牙？成年人应该有 32 颗，不过有些人一生不会长出最后 4 颗被称为智齿的牙。恒牙一旦失去，就永远不会再长出来了。

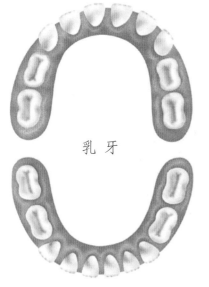

乳牙

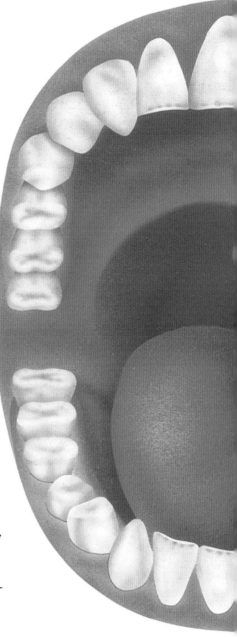

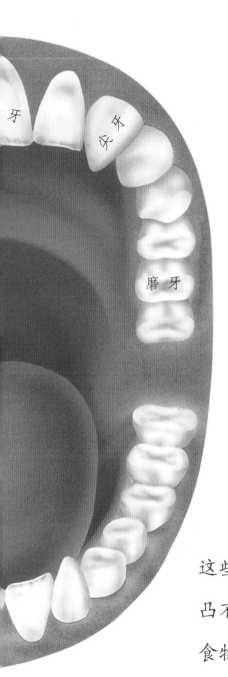

牙

尖牙

磨牙

对着镜子张开嘴，看看你的牙齿形状是不是不一样？正前方是切牙，它们十分锋利，用于咬断和切碎食物。旁边尖利的牙齿是你的尖牙，作用是刺进食物，将其撕成碎块。

再往后是你的磨牙。这些牙齿牙面宽，有些凹凸不平，用于咀嚼和磨碎食物以便吞咽。

牙齿内部

当你张开嘴查看时，只能看到每颗牙齿的上半部分，这部分叫做牙冠，其表面覆盖着一层坚硬的白色牙釉质。牙釉质是你身体中最为坚硬的物质。

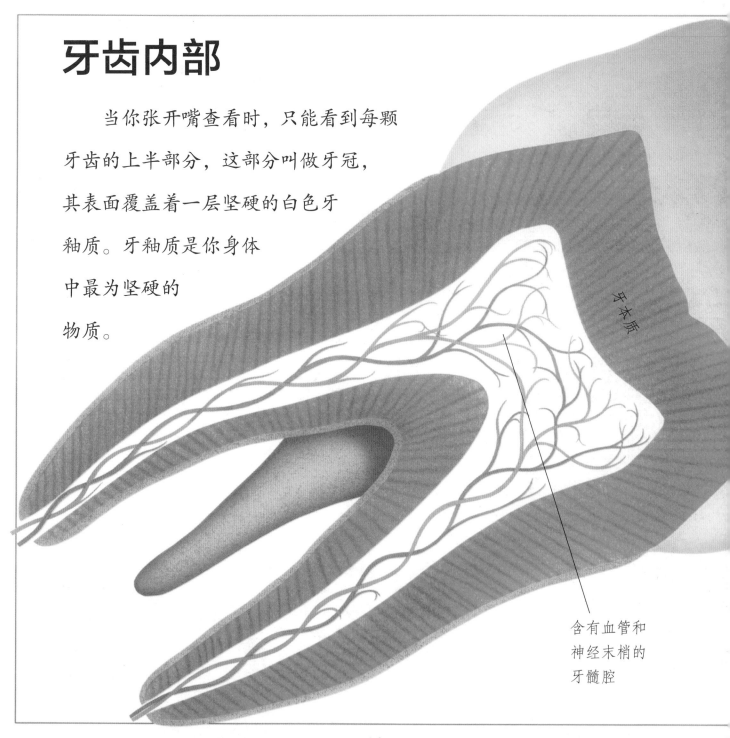

牙本质

含有血管和神经末梢的牙髓腔

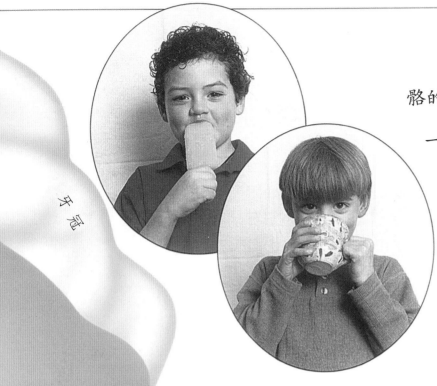

牙冠

牙釉质里面是一层类似骨骼的牙本质。牙本质负责保护一个柔软的马蹄形区域，叫做牙髓腔。牙髓腔里有血管和神经末梢，牙齿疼痛或受到冷热刺激的信号就是从这里沿着神经传送到大脑的。

牙本质和牙髓腔一直延伸到牙齿根部。前牙只有1个牙根，而一些磨牙有2个或3个牙根。牙根通过牙骨质牢牢地附着在颌骨内。

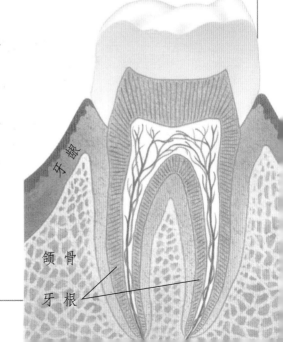

牙龈

颌骨

牙根

牙齿健康

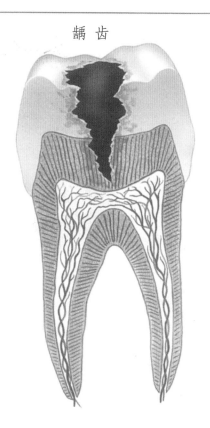

龋齿

虽然你的牙齿很坚硬，可如果不好好保养，它们也会坏掉。

牙齿上残留的食物会吸引细菌。数百万的细菌积聚在牙齿表面，形成一种叫做牙菌斑的薄层。牙菌斑产生酸性物质，腐蚀牙釉质。如果没有刷干净牙菌斑，牙齿就会慢慢被腐蚀掉。一旦蚀透到牙髓腔，就可能产生牙痛症状。

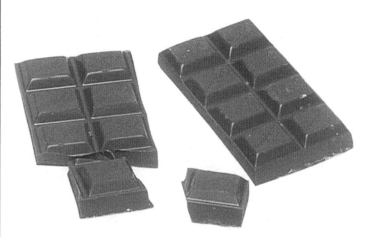

为了保持牙齿健康，你每天至少应该早晚各刷一次牙，刷到牙齿的每一面。如果你忍不住吃了甜食、喝了甜饮料，也要记得刷牙。

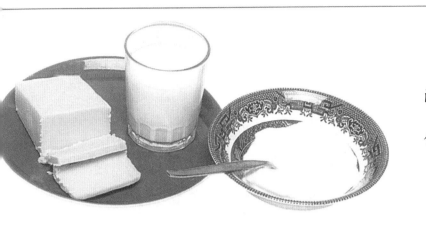

多吃含钙的食物，如奶酪、酸奶和牛奶等。它们都有助于保持牙齿坚固和健康。

吃一些口感清脆的食物，如生的胡萝卜和芹菜，能保持牙齿外形美观。富含维生素 C 的水果对牙龈有益，如橘子、橙子和草莓等。

遵循这些简单的建议，你的牙齿就能一直保持健康。

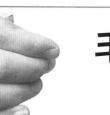

毛 发

你的毛发几乎遍布全身，主要分为两类——覆盖你大部分身躯的细软汗毛以及粗硬的头发和眉毛等。只有你的手掌、脚掌和嘴唇是完全不带毛发的。

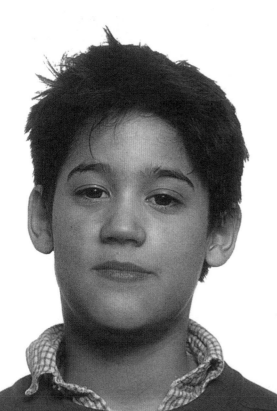

有些身体部位的毛发比其他部位多。你头上有约 100,000 根头发，每一根每个月生长大约 1-1.2 厘米。

几年后，一根头发会停止生长，休息大约 3 个月再继续生长。

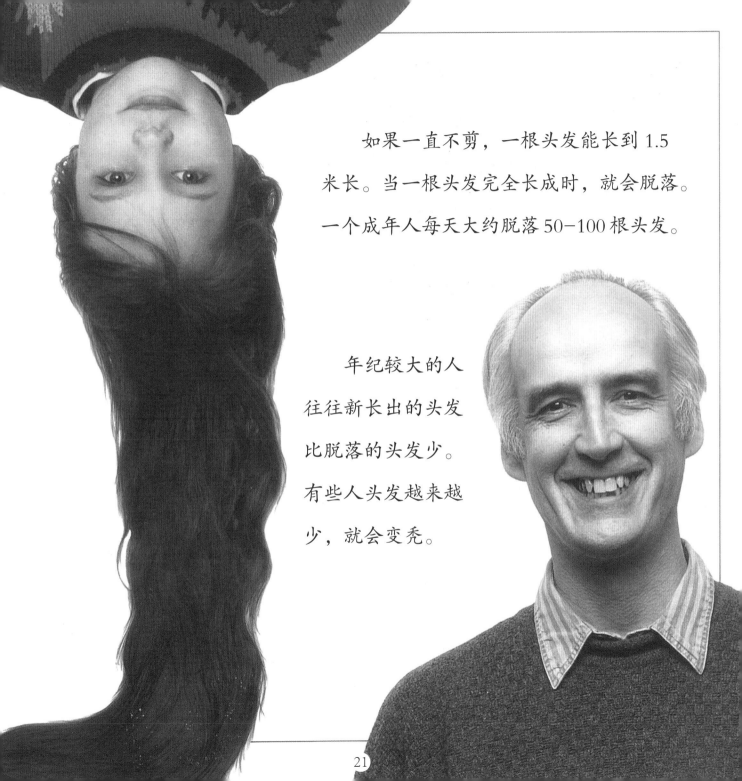

如果一直不剪，一根头发能长到 1.5 米长。当一根头发完全长成时，就会脱落。一个成年人每天大约脱落 50–100 根头发。

年纪较大的人往往新长出的头发比脱落的头发少。有些人头发越来越少，就会变秃。

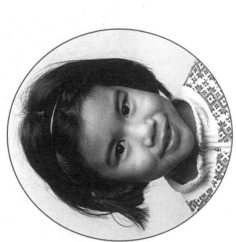

一根头发的放大图

毛发如何生长

每根毛发都是从真皮层中长出来的，根部位于一种叫做毛囊的细管内。

毛囊底部的细胞不断生长，形成一种叫做角蛋白的坚硬物质。随着角蛋白累积，毛发便从根部形成，并从毛囊长出。这些细胞到达皮肤表面时就会死亡，所以你能看到的毛发其实是死的，只有根部是活的。

虽然你的头发是死的，可它看起来却是健康的、有光泽的，因为每根头发根部都有分泌油脂的腺体。

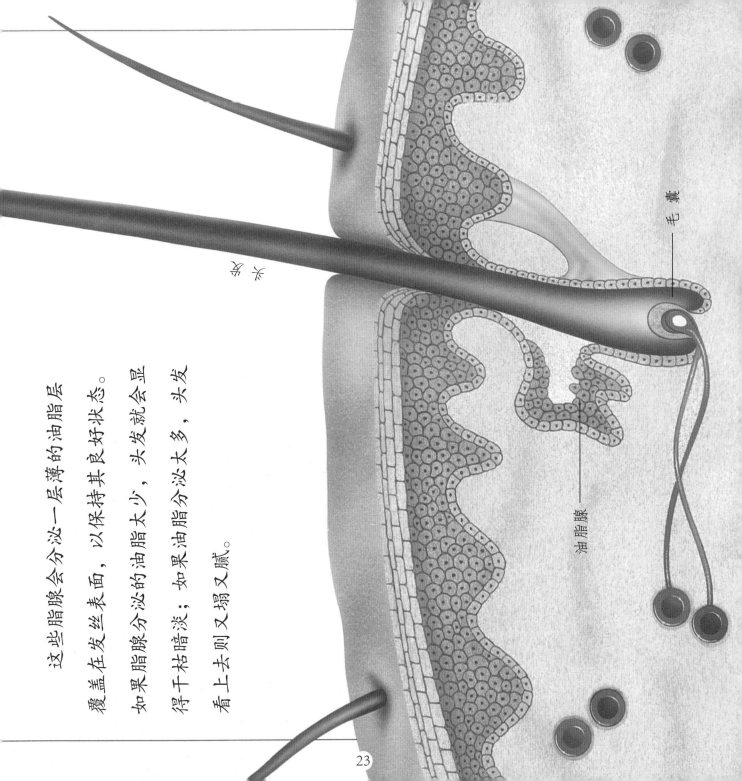

这些脂腺会分泌一层薄的油脂层

覆盖在发丝表面，以保持其良好状态。

如果脂腺分泌的油脂太少，头发就会显

得干枯暗淡；如果油脂分泌太多，头发

看上去则又塌又腻。

毛囊

油脂腺

皮示

毛发类型

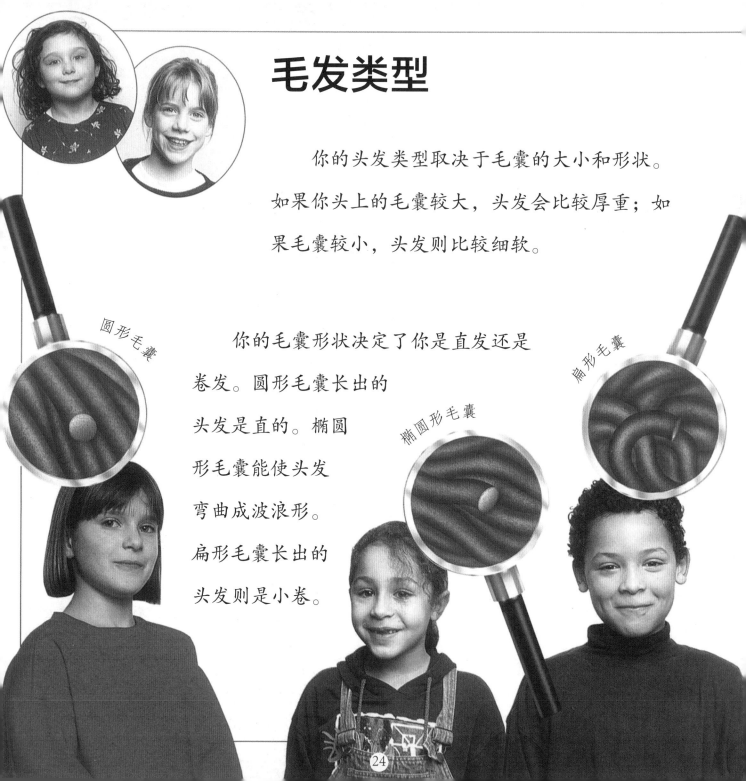

你的头发类型取决于毛囊的大小和形状。如果你头上的毛囊较大，头发会比较厚重；如果毛囊较小，头发则比较细软。

圆形毛囊

你的毛囊形状决定了你是直发还是卷发。圆形毛囊长出的头发是直的。椭圆形毛囊能使头发弯曲成波浪形。扁形毛囊长出的头发则是小卷。

椭圆形毛囊

扁形毛囊

你的头发颜色很可能与你的父母或祖父母相似。头发可以是黑色、棕色、红色、金色，或者从其中一种颜色过渡到另一种颜色。你的肤色也会影响你头发的颜色。

做一张表格，统计一下你的朋友们头发分别是什么颜色。最常见的头发颜色是哪种？

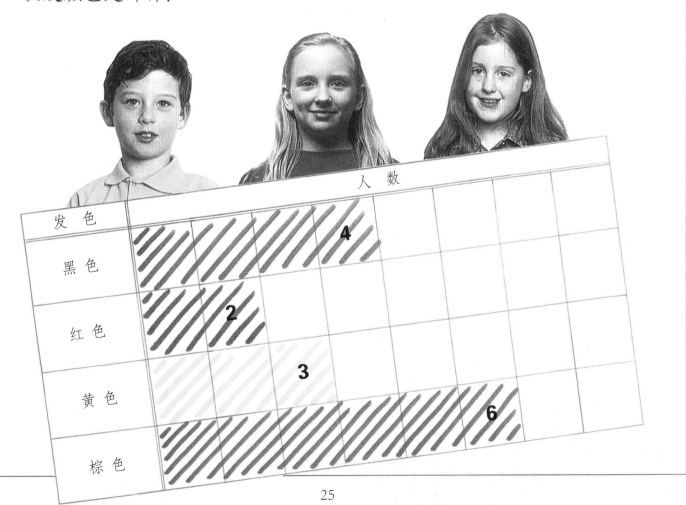

发 色	人 数						
黑 色				4			
红 色		2					
黄 色			3				
棕 色						6	

你知道吗？

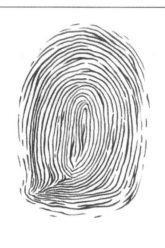

当你还在妈妈肚子里的时候，就已经有指纹了。它们与世界上其他任何人的指纹都不一样。

鲨鱼能长出一排又一排的新牙齿。它的旧牙齿磨损后，新牙齿会向前移动并替换。

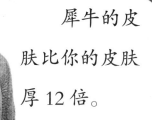

犀牛的皮肤比你的皮肤厚 12 倍。

最早戴假牙的人是 2,600 多年前的伊特鲁里亚人。

手指甲和脚趾甲跟毛发一样由角蛋白构成。世界上指甲最长的人是什里达尔·奇拉尔，他的拇指指甲长达 2 米。

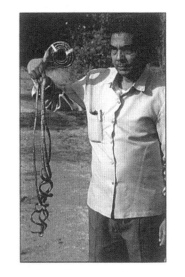

大约 200 年前，有些人会在头上佩戴极其高耸的假发，有时甚至会在里面发现老鼠的巢穴。

术语表

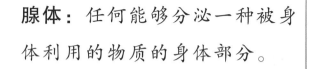

腺体：任何能够分泌一种被身体利用的物质的身体部分。

表皮：皮肤的上层。

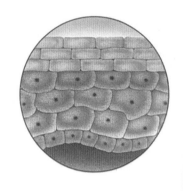

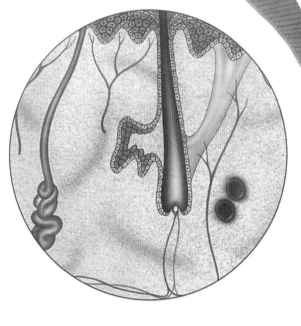

牙本质：构成牙齿的主要物质，类似骨骼。

牙釉质：形成牙齿坚硬表层的物质。

毛囊：一种含有毛根的皮肤细管。

真皮：皮肤的下层，含有大量的弹性纤维和胶原纤维以及神经末梢、毛根、血管和汗腺等。

身体运转的秘密

呼　　吸

[英]安娜·桑德曼◎著　[英]伊恩·汤普森◎绘　蒋　芳◎译

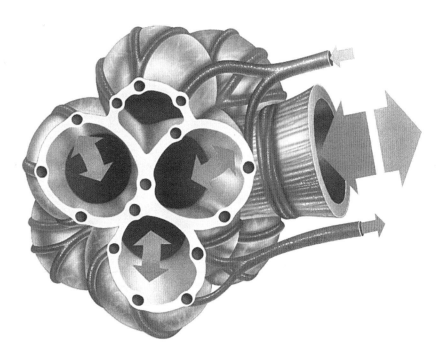

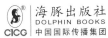
海豚出版社
DOLPHIN BOOKS
中国国际传播集团

图书在版编目（CIP）数据

身体运转的秘密. 呼吸 /（英）安娜·桑德曼著；
（英）伊恩·汤普森绘；蒋芳译. -- 北京：海豚出版社，
2024.12

ISBN 978-7-5110-6845-3

Ⅰ. ①身… Ⅱ. ①安… ②伊… ③蒋… Ⅲ. ①人体－
儿童读物 Ⅳ. ①R32-49

中国国家版本馆CIP数据核字(2024)第077513号

版权登记号：01-2021-3242

Your Body Breathing
Copyright©Aladdin Books 2024
Written by Anna Sandeman
Illustrated by Ian Thompson
An Aladdin Book
Designed and directed by Aladdin Books Ltd.
PO Box 53987London SW15 2SF
England

出 版 人： 王 磊

项目策划： 童立方·小行星
责任编辑： 张国良
特约编辑： 王 蓓 李静怡
装帧设计： 周含雪 方 舟
责任印制： 于浩杰 蔡 丽
法律顾问： 中咨律师事务所 殷斌律师

出 版： 海豚出版社
地 址： 北京市西城区百万庄大街24号
邮 编： 100037
电 话： 010-68325006（销售）010-68996147（总编室）
传 真： 010-68996147
印 刷： 河北彩和坊印刷有限公司
经 销： 全国新华书店及各大网络书店
开 本： 16开（889mm×1194mm）
印 张： 14
字 数： 60千
印 数： 1-4000
版 次： 2024年12月第1版 2024年12月第1次印刷
标准书号： ISBN 978-7-5110-6845-3
定 价： 128.00元（全8册）

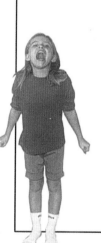

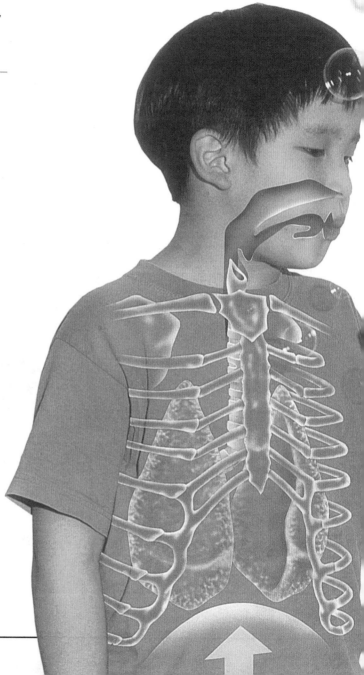

目 录

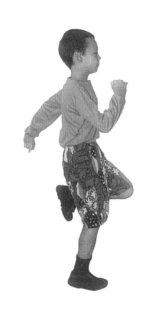

谁会呼吸?

　　几乎所有动物都必须呼吸才能存活。不同的动物以不同的方式呼吸，这部分取决于它们生存的环境，部分取决于体形的大小。

　　两栖动物既能生活在水里，也能生活在陆地上。它们通过皮肤和肺部进行呼吸。

　　昆虫体形很小，只需要一个简单的管道网把空气带到全身。

鱼通过身体两侧像滤网一样
的鳃进行呼吸。

体形较大的陆地动物，包括人
类，依靠强有力的肺来吸入他们需要
的空气。

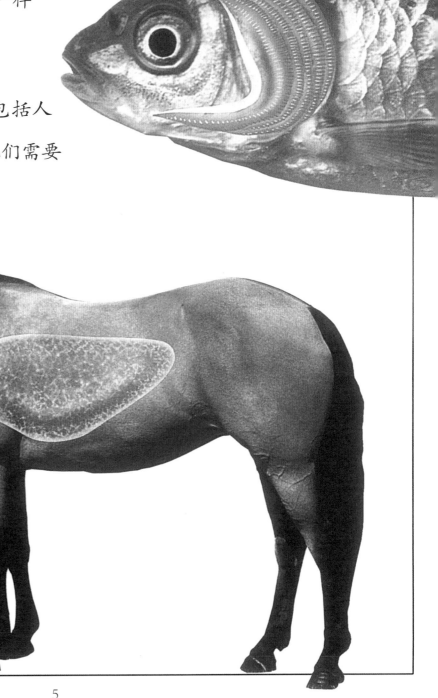

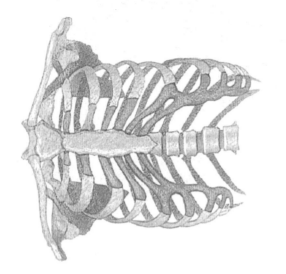

肺在哪里?

你有两个肺,位于胸腔两侧。左肺比右肺小一些,因为要留出空间给心脏。假如你能摸到你的肺部,你就会感受到它们的柔软和弹性。

在肺部下方有一大片肌肉叫做膈肌,它把肺和腹腔内的器官分开。与你的肋间肌一样,当你呼吸时,膈肌也会收缩和放松。

你的肺由肋骨保护。12 对肋骨从你的脊柱开始向前弯曲,其中 10 对在前胸连接在一起。肋骨之间的肌肉收缩和放松,帮助胸腔活动。

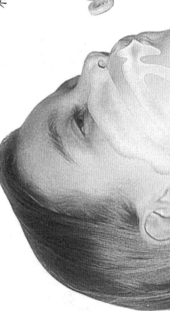

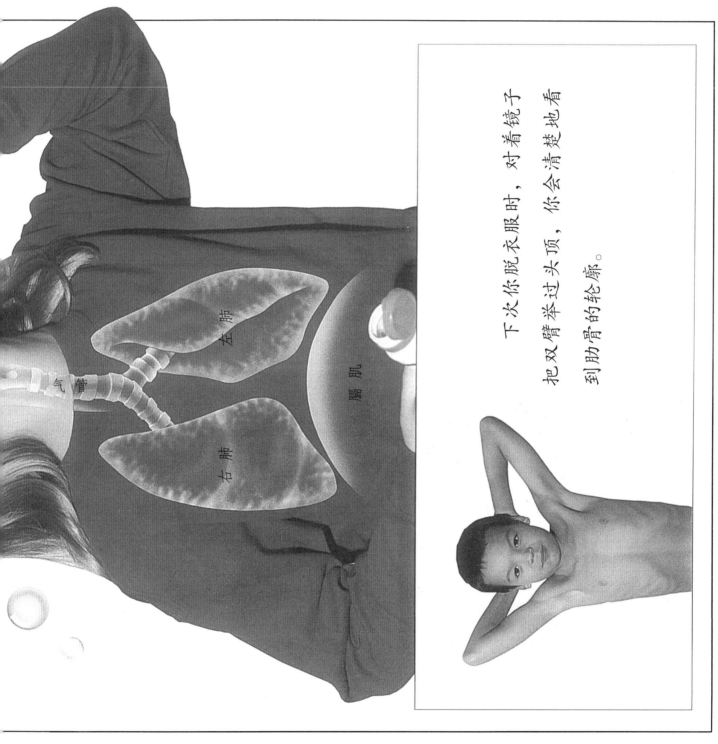

气管

左肺

右肺

膈肌

下次你脱衣服时，对着镜子把双臂举过头顶，你会清楚地看到肋骨的轮廓。

肺的内部

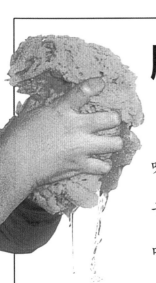

你的肺就像两块大海绵，不过它吸收的不是水而是空气。空气通过鼻子或嘴进入你的体内，再通过两根叫支气管的管道到达肺部。支气管由气管左右分叉形成。

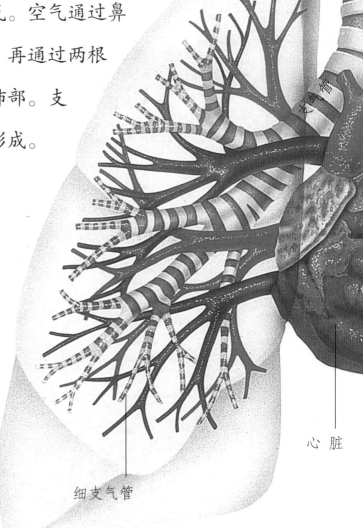

气管

支气管

心脏

细支气管

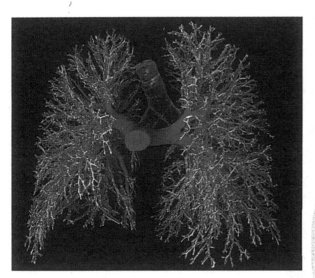

这个模型显示了肺的支气管和细支气管。

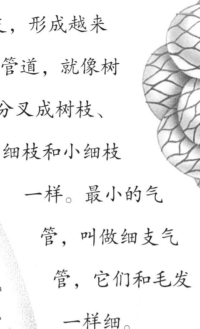

肺 泡

在肺的内部，支气管逐级分支，形成越来越细的管道，就像树干分叉成树枝、细枝和小细枝一样。最小的气管，叫做细支气管，它们和毛发一样细。

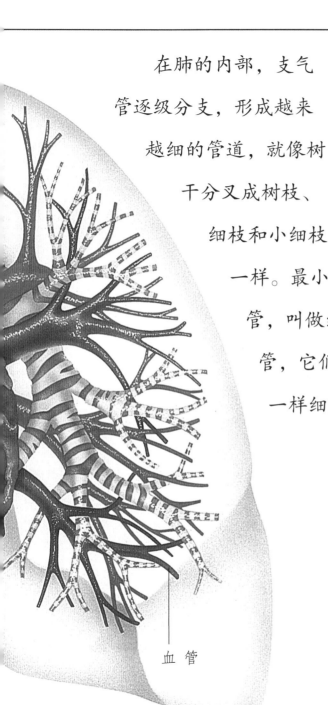

血 管

细支气管末端是一串串微小的小囊泡，称为肺泡。每一个肺泡上都布满了纤细的毛细血管。每一侧的肺里大约有三亿多个肺泡。

为什么会呼吸？

你的身体需要一种叫做氧气的气体来维持生命。氧气是组成空气的多种气体中的一种。当你将空气吸入肺时，氧气透过肺泡的薄壁进入你的血液。心脏将血液和氧气泵到全身。

二氧化碳

血液中的氧气

血液中的二氧化碳

氧气

细支气管

在你体内，氧气会与一种叫做葡萄糖的物质相互作用。

肺泡

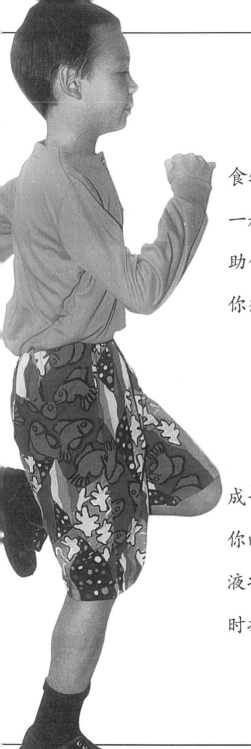

　　血液中的葡萄糖来源于食物。氧气和葡萄糖混合在一起产生能量。能量可以帮助你跑步、踢球或者做任何你想要身体去做的事。

　　能量产生的同时，会生成一种叫做二氧化碳的气体。你的身体不需要它，所以血液将其带回肺部，等你呼气时排出体外。

吸 气

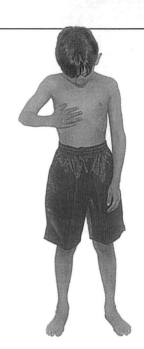

　　当你吸气时，膈肌会收缩并下移。肋间肌也会收缩，迫使肋骨向上、向外移动，使你的胸腔空出空间，让空气涌入。

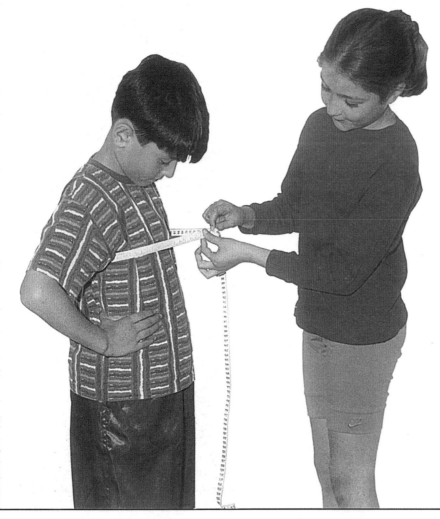

　　把手放在胸前，你能感觉到肋骨会随着呼吸而移动。

　　尽可能地呼气，让朋友量一下你的胸围。然后深吸一口气，看看你现在的胸围有多大？

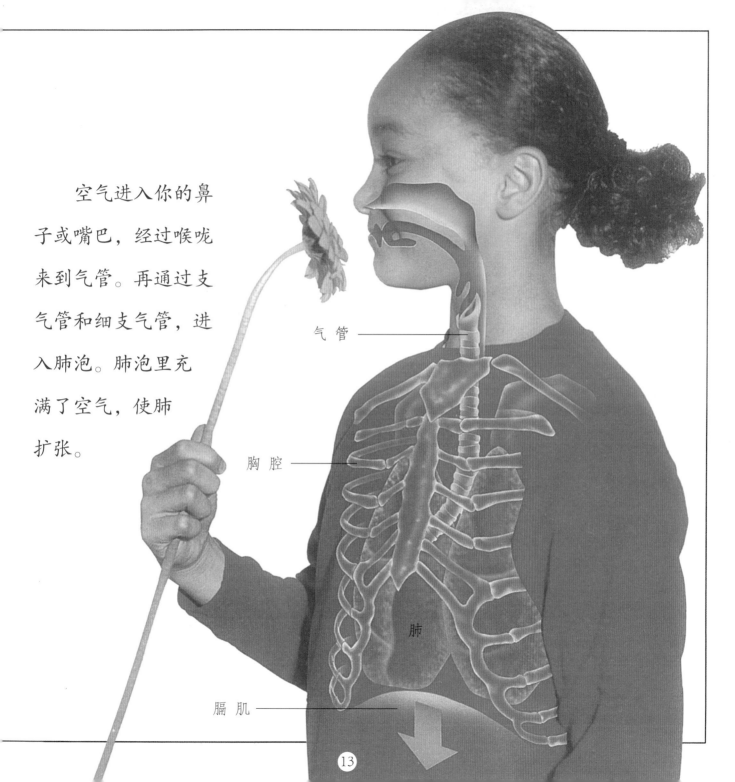

空气进入你的鼻子或嘴巴，经过喉咙来到气管。再通过支气管和细支气管，进入肺泡。肺泡里充满了空气，使肺扩张。

气管

胸腔

肺

膈肌

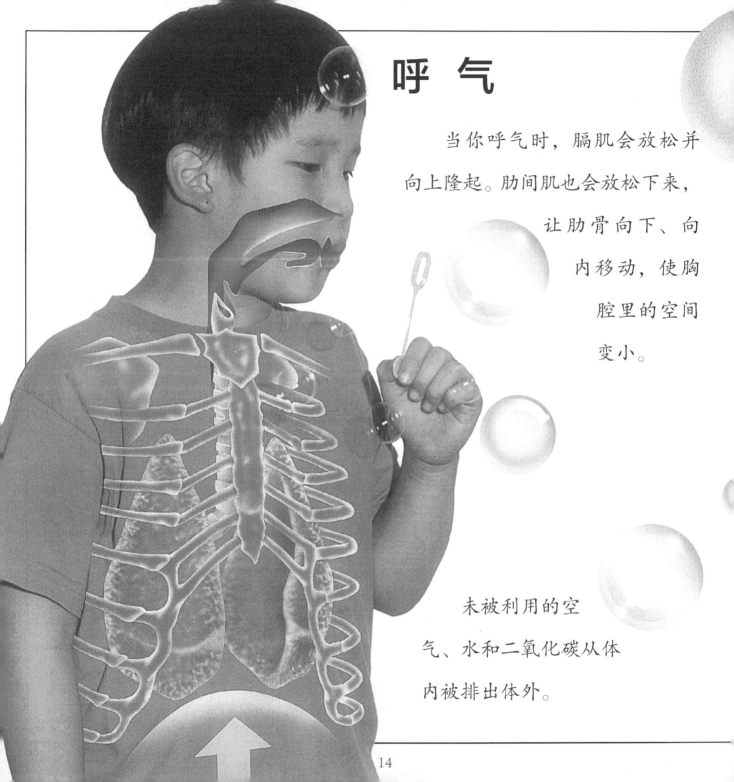

呼 气

当你呼气时，膈肌会放松并向上隆起。肋间肌也会放松下来，让肋骨向下、向内移动，使胸腔里的空间变小。

未被利用的空气、水和二氧化碳从体内被排出体外。

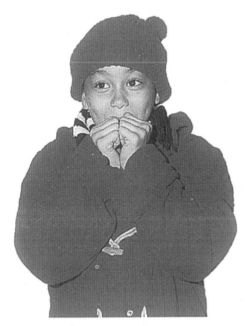

你呼出的气体从你温度较高的身体内部带出热量。趁呼气时用手捂住嘴，你就能感觉到呼出的气是热的。

你呼出的气体中含有多少水？请将一面小镜子在冰箱里放置大约 1 小时。然后拿出镜子，把镜子擦干净。呼气时将镜子放在嘴前，气体中的水会在冰冷的镜面上凝结成水雾。

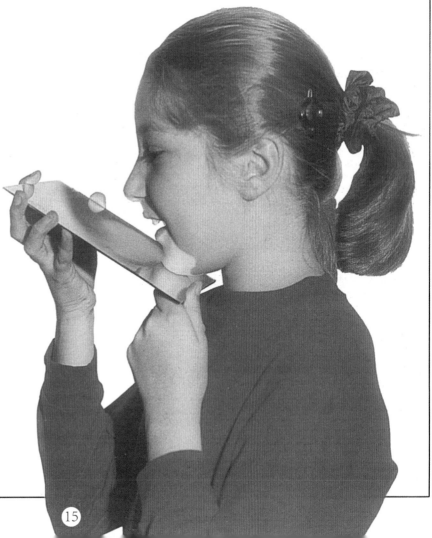

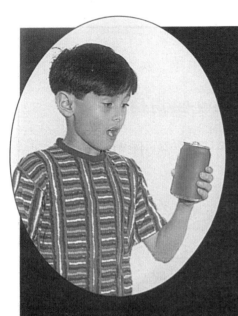

呼吸快慢

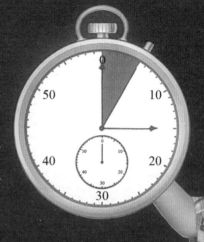

听一听你的呼吸。你坐着或躺着时，呼吸是柔和、缓慢和平稳的。数一数，在1分钟内你呼吸了多少次？

一次慢速呼吸需要5秒钟。

在24小时里，你一共能吸入大约一万升的空气，足以装满三万个易拉罐！这其中有三分之一是你在晚上吸入的，此时你的身体在休息，不需要太多能量。

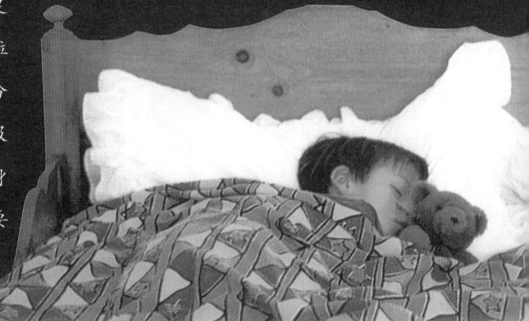

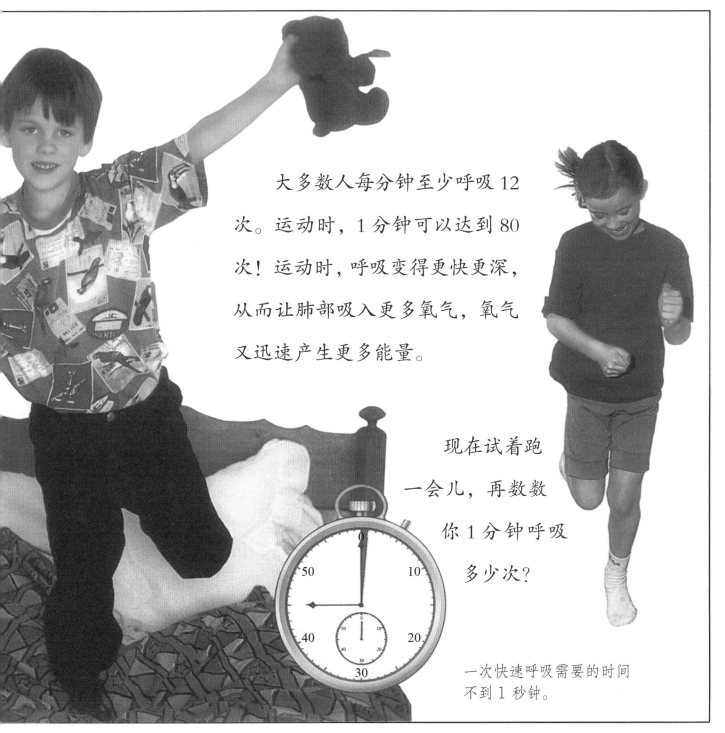

大多数人每分钟至少呼吸 12 次。运动时，1 分钟可以达到 80 次！运动时，呼吸变得更快更深，从而让肺部吸入更多氧气，氧气又迅速产生更多能量。

现在试着跑一会儿，再数数你 1 分钟呼吸多少次？

一次快速呼吸需要的时间不到 1 秒钟。

你周围的空气

地球上的空气中只有五分之一是氧气，其余大部分是氮气。在海拔超过 1,500 米的地方，空气变得稀薄，含氧量变少。位于这个高度时，你的肺必须努力吸入更多的氧气，因此你会觉得气喘吁吁。攀登高于 4,500 米山峰的登山者通常会自备氧气瓶来帮助呼吸。

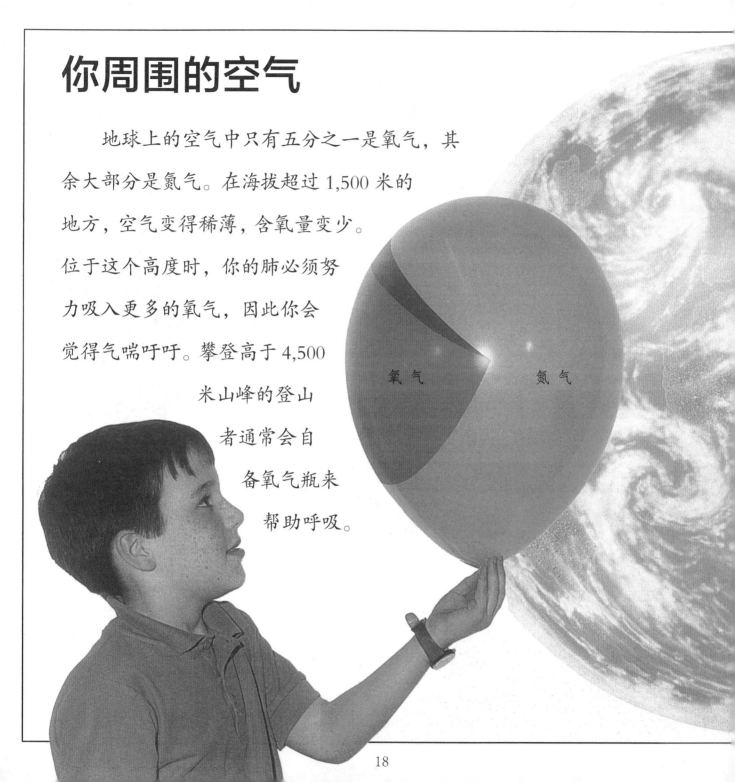

氧气

氮气

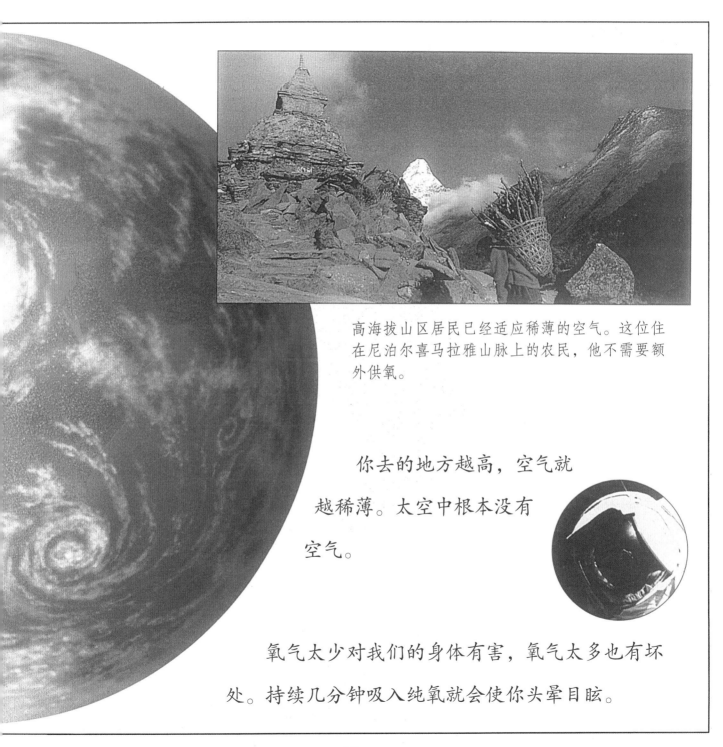

高海拔山区居民已经适应稀薄的空气。这位住在尼泊尔喜马拉雅山脉上的农民，他不需要额外供氧。

你去的地方越高，空气就越稀薄。太空中根本没有空气。

氧气太少对我们的身体有害，氧气太多也有坏处。持续几分钟吸入纯氧就会使你头晕目眩。

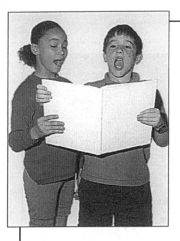

说 话

你说话的时候也需要呼吸。当你呼气时，空气沿着气管自下而上被挤出，进入你的喉咙。

你能摸到你的喉结吗？喉咙就在它后面。

在喉咙的入口处有两片粉色的瓣膜，它们是你的声带。当空气通过声带时，声带会振动，并发出声音。

你能收缩或放松声带，以发出高音或低音。

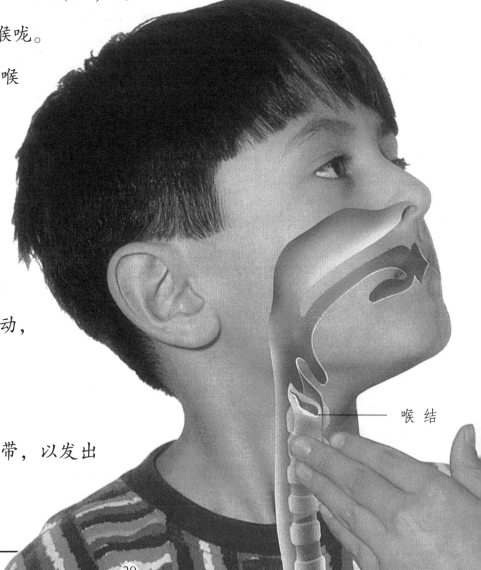

喉结

你的舌头、牙齿、脸颊和嘴唇的位置变化能够将声音转变成语言。

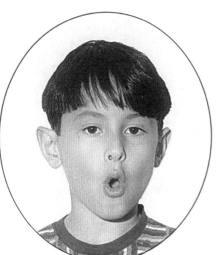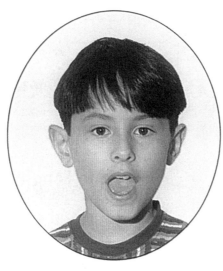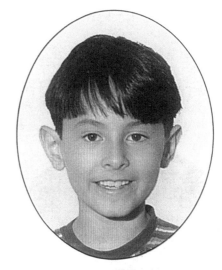

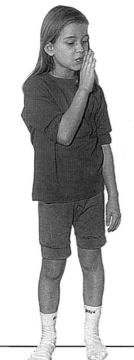

你呼气越用力，发出的声音越大。深吸一口气，看看你一口气能轻声细语地说多长时间。接着再试一试一口气大声喊叫。喊叫会呼出更多的气体，所以你无法持续很久。

其他声音

你还可以在呼吸时发出其他声音。你大笑时会先深吸一口气，然后分几次短促呼出，发出哈哈声。你哭的时候也是同理。打哈欠是一次非常深的深吸气，叹息则是一次长长的呼气。

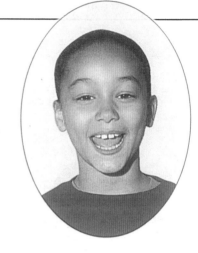

打喷嚏和咳嗽是大声地喷出气体，这些动作有助于清除鼻子或气管中的灰尘或黏液。一个喷嚏喷出的气体速度可以达到160多千米/小时！

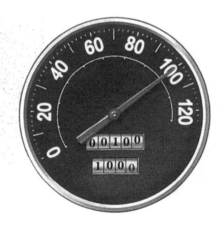

黏液是一种可以捕捉细小脏东西的黏性液体。在你的气管里有无数细小的绒毛，称为纤毛，它们轻轻摆动，将裹着灰尘和污垢的黏液送到鼻子或嘴里，然后通过喷嚏或咳嗽被排出。咳嗽还能够把误入气管的食物咳出来。

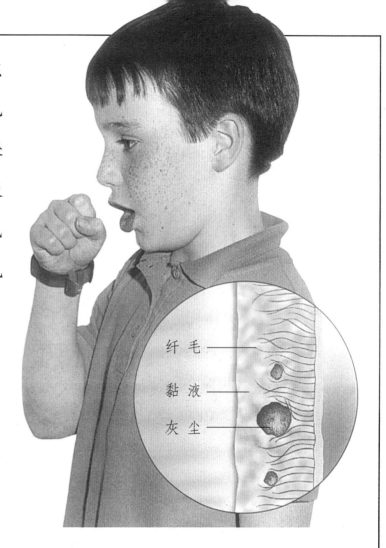

纤毛————
黏液————
灰尘————

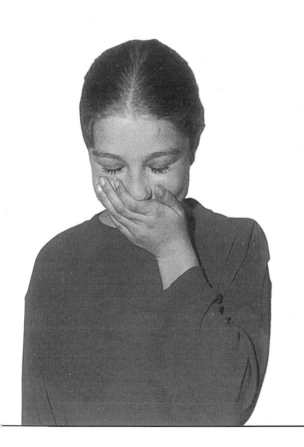

打嗝是由于你的膈肌不由自主地收缩（痉挛），从而使你急促地吸一口气。打嗝的声音是你的声带突然关闭时发出的。

呼吸问题

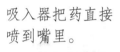

吸入器把药直接
喷到嘴里。

人们产生呼吸问题的原因多种多样。哮喘患者的细支气管非常敏感，有时甚至会闭合起来使人无法呼吸。患者须使用吸入器向细支气管内喷药以保持其畅通。

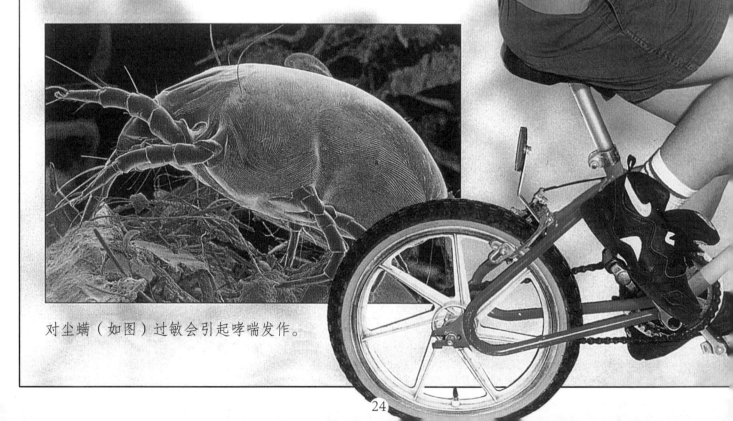

对尘螨（如图）过敏会引起哮喘发作。

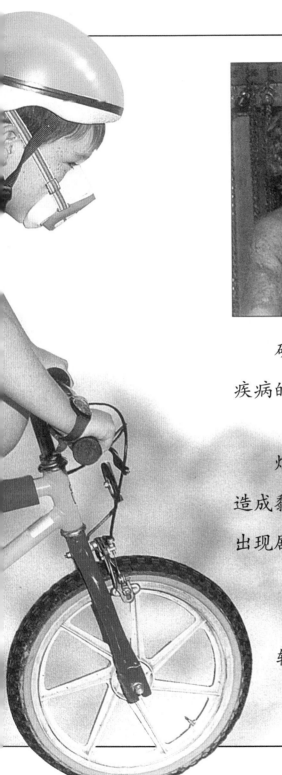

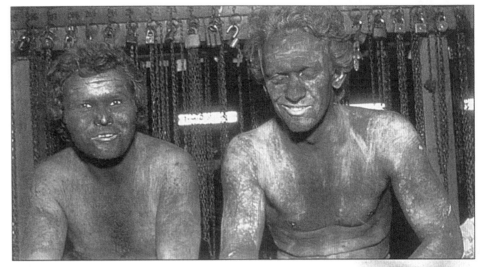

　　矿工每天在尘土飞扬的空气中呼吸，是肺部疾病的高发群体。

　　烟草的烟雾使吸烟者的纤毛无法正常工作，造成黏液和脏东西积聚在肺部。长期吸烟的人会出现剧烈咳嗽和呼吸困难的症状。

　　现在，很多骑行者会戴上口罩来防止车辆尾气损害他们的肺部。

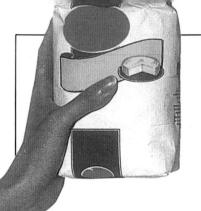

你知道吗?

成年人的两个肺叶重约 1 千克。

成年人的肺能容纳大约 5 升空气。

当你安静地呼吸时，膈肌下移的距离不到 1 厘米，而你运动时则超过 4 厘米。

太平洋里的采珠人一次可以闭气 2-3 分钟。你可千万不要模仿!

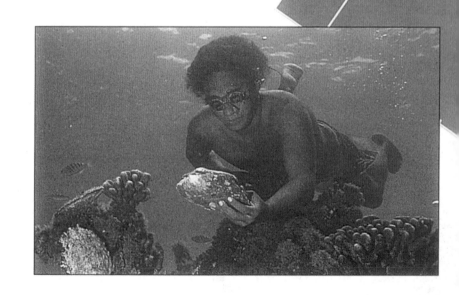

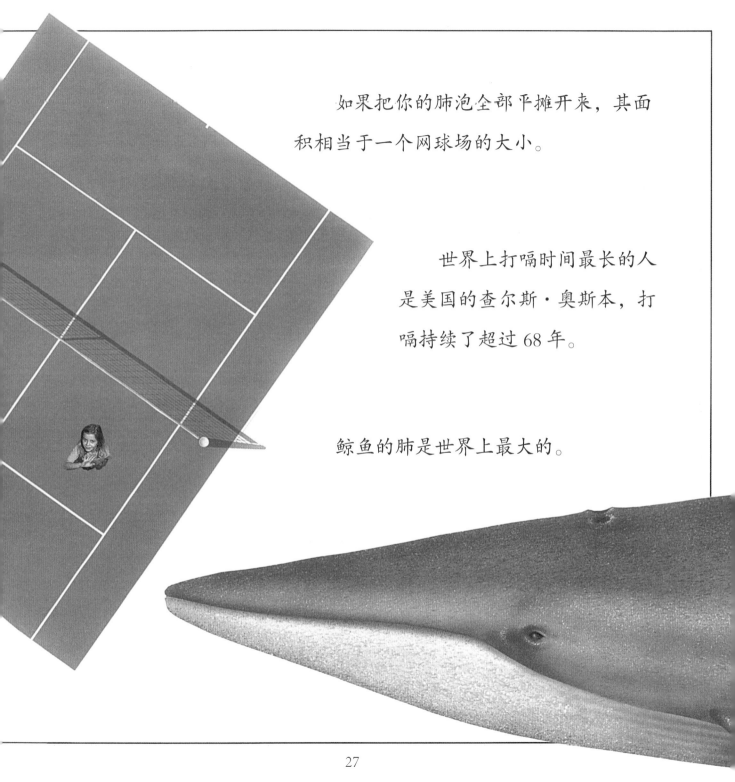

如果把你的肺泡全部平摊开来，其面积相当于一个网球场的大小。

世界上打嗝时间最长的人是美国的查尔斯·奥斯本，打嗝持续了超过 68 年。

鲸鱼的肺是世界上最大的。

术语表

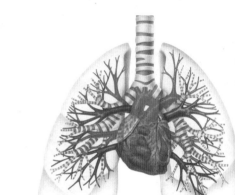

肺泡：细支气管末端微小的小囊泡。

膈肌：肺部下面的薄片状肌肉。

喉结：位于气管顶部的一块突起，是喉咙的一部分。

细支气管：连接支气管和肺泡的细小管道。

支气管：气管的两个分支，让空气进入肺部。

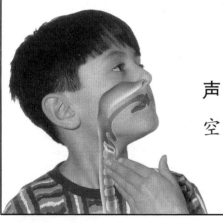

声带：位于喉咙顶端的两片瓣膜，空气通过时会发出声音。

身体运转的秘密

感　官

[英]安娜·桑德曼◎著　[英]伊恩·汤普森◎绘　蒋　芳◎译

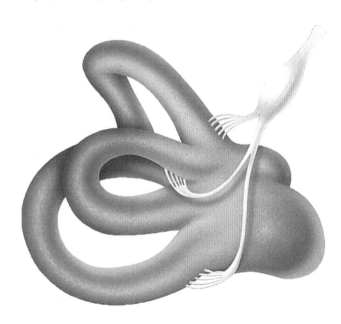

海豚出版社
DOLPHIN BOOKS
CICG 中国国际传播集团

图书在版编目（CIP）数据

身体运转的秘密. 感官 /（英）安娜·桑德曼著；
（英）伊恩·汤普森绘；蒋芳译. -- 北京：海豚出版社，
2024.12

ISBN 978-7-5110-6845-3

Ⅰ. ①身… Ⅱ. ①安… ②伊… ③蒋… Ⅲ. ①人体—
儿童读物 Ⅳ. ①R32-49

中国国家版本馆CIP数据核字(2024)第077920号

版权登记号：01-2021-3242

Your Body Senses
Copyright©Aladdin Books 2024
Written by Anna Sandeman
Illustrated by Ian Thompson
An Aladdin Book
Designed and directed by Aladdin Books Ltd.
PO Box 53987London SW15 2SF
England

出 版 人：王 磊

项目策划： 童立方·小行星
责任编辑： 张国良
特约编辑： 王 蓓 李静怡
装帧设计： 周含雪 方 舟
责任印制： 于浩杰 蔡 丽
法律顾问： 中咨律师事务所 殷斌律师

出 版： 海豚出版社
地 址： 北京市西城区百万庄大街24号
邮 编： 100037
电 话： 010-68325006（销售）010-68996147（总编室）
传 真： 010-68996147
印 刷： 河北彩和坊印刷有限公司
经 销： 全国新华书店及各大网络书店
开 本： 16开（889mm×1194mm）
印 张： 14
字 数： 60千
印 数： 1-4000
版 次： 2024年12月第1版 2024年12月第1次印刷
标准书号： ISBN 978-7-5110-6845-3
定 价： 128.00元（全8册）

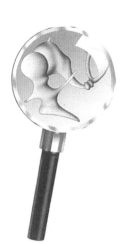

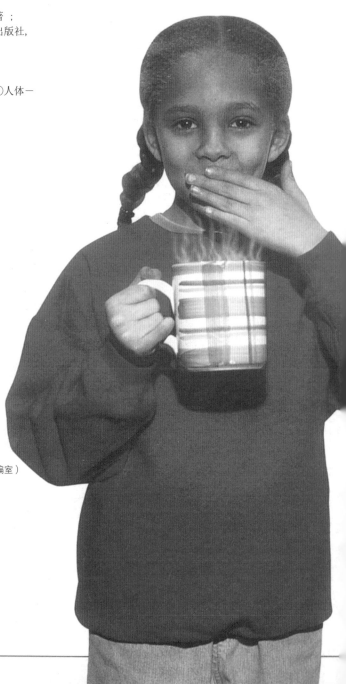

目　录

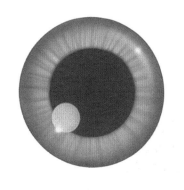

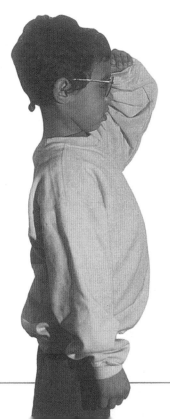

什么是感官?

　　一切动物包括你都有感官。我们主要通过5种感官来了解周围的世界。没有它们，我们将没有视觉、听觉、嗅觉、味觉或触觉。

　　有些动物的感官比人类少。它们会进化出最适合其生活方式的那些感官。比如，夜间捕食的猫和猫头鹰在黑暗中也能看清事物。

视　觉

嗅　觉

味　觉

听　觉

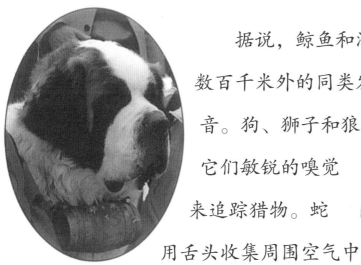

据说，鲸鱼和海豚能够听到
数百千米外的同类发出的声
音。狗、狮子和狼用
它们敏锐的嗅觉
来追踪猎物。蛇
用舌头收集周围空气中
的气味。许多昆虫都具有十分发达的感官来帮助
自己免受其他动物的侵袭。

触 觉 ——————

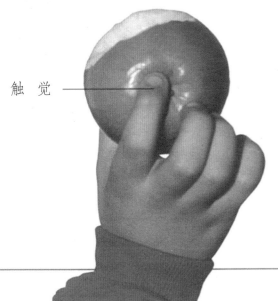

所有动物都需要自身的感官
来寻找食物和躲避敌人。人类
用感官来保证自身
安全和享受生活。

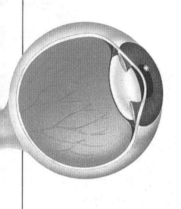

瞳孔和虹膜

你的每只眼睛都如同一个橡胶球，直径在24mm左右。其中央有一个叫做瞳孔的孔洞，光从瞳孔进入你的眼睛。

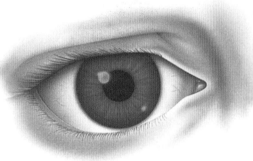

瞳孔周围有一圈有颜色的肌肉组织——虹膜。大多数人的虹膜呈棕色或蓝色。虹膜控制着进入眼睛的光线多少。在明亮的光线下，虹膜使瞳孔缩小，阻止过多的光线进入；在昏暗的光线下，瞳孔放大，让更多光线进入。

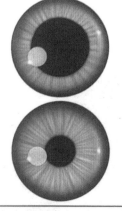

在一个昏暗的房间里用镜子观察你的瞳孔。现在打开灯，你的眼睛发生了什么变化？试着画出来。

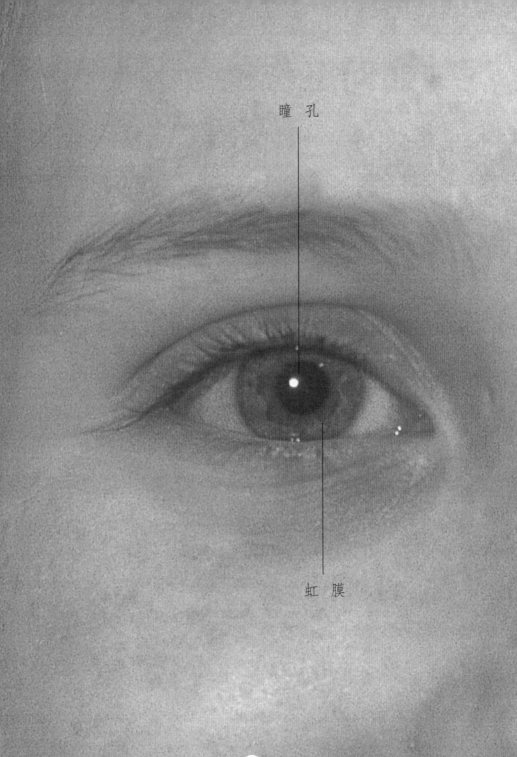

瞳 孔

虹 膜

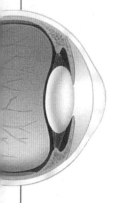

眼睛如何工作

瞳孔的后面有一个晶状体，像一块卷曲的小果冻。当光线进入你的眼睛时，晶状体使光线折射，在你眼睛后部的视网膜上将你所看到的画面形成一个微小的颠倒图像。

视网膜及盲点
（黄色区域）

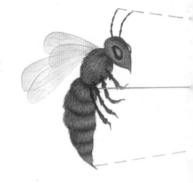

你的视网膜由数百万个细小的神经末梢构成。它通过视神经把信息传输到你的脑。脑对这些信息进行分析整理，把倒像转正，并判断每个事物的颜色和大小。

你的视网膜上有一部分对光线不敏感，那是你的盲点。看看右边的图片，遮住左眼，看着苹果，缓缓将书移向自己，当余光看不到胡萝卜时，你就找到了你的盲点。

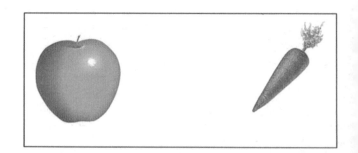

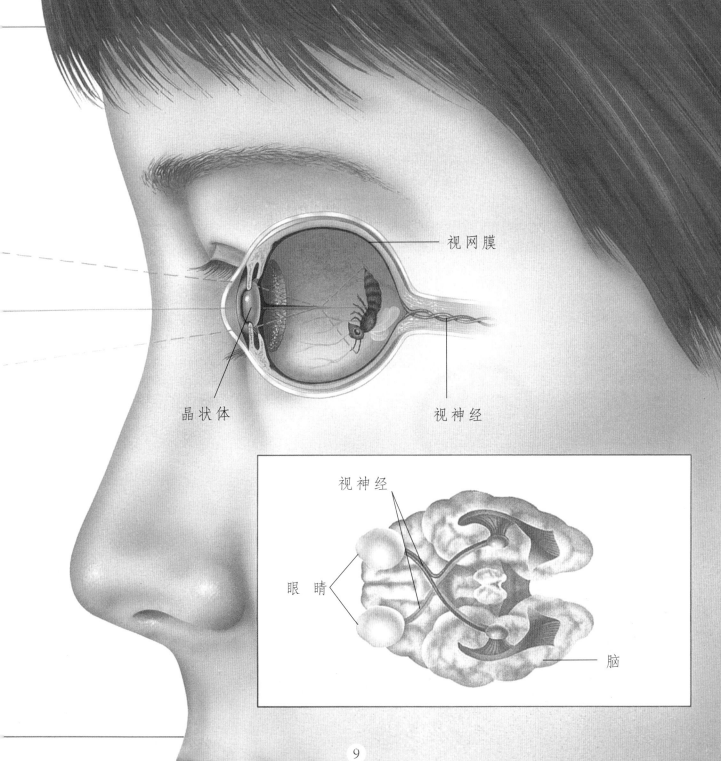

视网膜

晶状体

视神经

视神经

眼 睛

脑

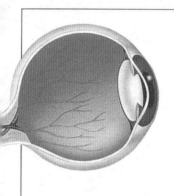

相互合作

一般你不会注意到自己的盲点。如果有一只眼睛看不见某物，另一只眼睛通常能看见。

举起一支笔，闭上你的左眼。让笔对准墙上的时钟，让笔保持不动，接着睁开左眼，闭上右眼。发生了什么呢？

笔看上去移动了，因为你的两只眼睛视角不同。

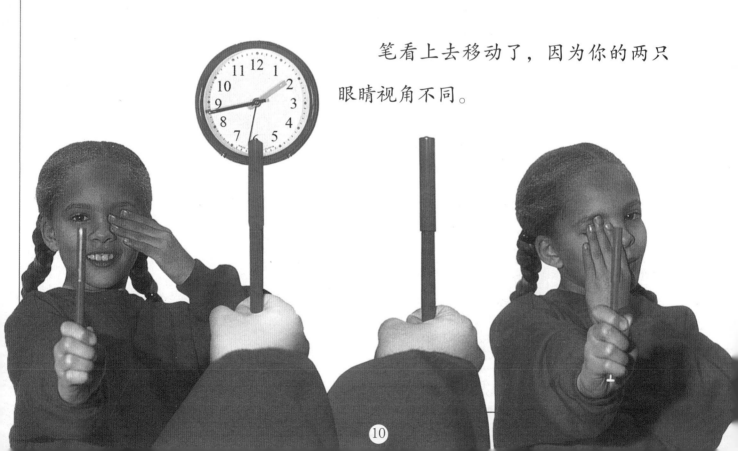

眼睛问题

有许多人近视或远视，因为在他们眼睛后面形成的图像落在了视网膜之前或之后。佩戴眼镜或隐形眼镜能让他们看得更清楚。

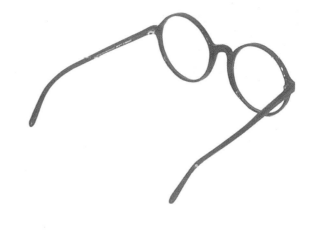

远视

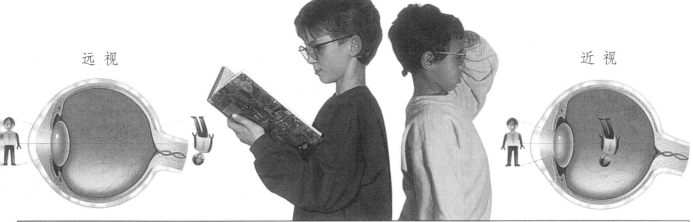

近视

一些人是色盲，这表明他们不能分辨某些颜色。看看右图，你能看到一个数字吗？

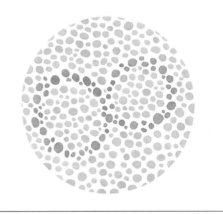

声 波

仔细听，你能听到什么声音？这些声音是响亮的还是轻柔的？是高亢还是低沉？

在一个大碗里装满水，让水珠滴落到碗中央，观察水面的波纹。声音在空气中也会产生这样的波纹，被称为声波。

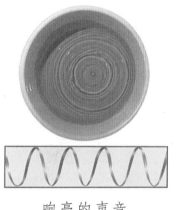

响亮的声音

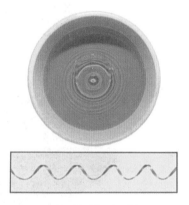

轻柔的声音

一个声音的音高（音调高低）取决于其每秒振动的次数。振动次数越多，音调越高。比较一下老鼠的"吱吱"声和狮子的吼叫声，哪种声音的振动频率高？

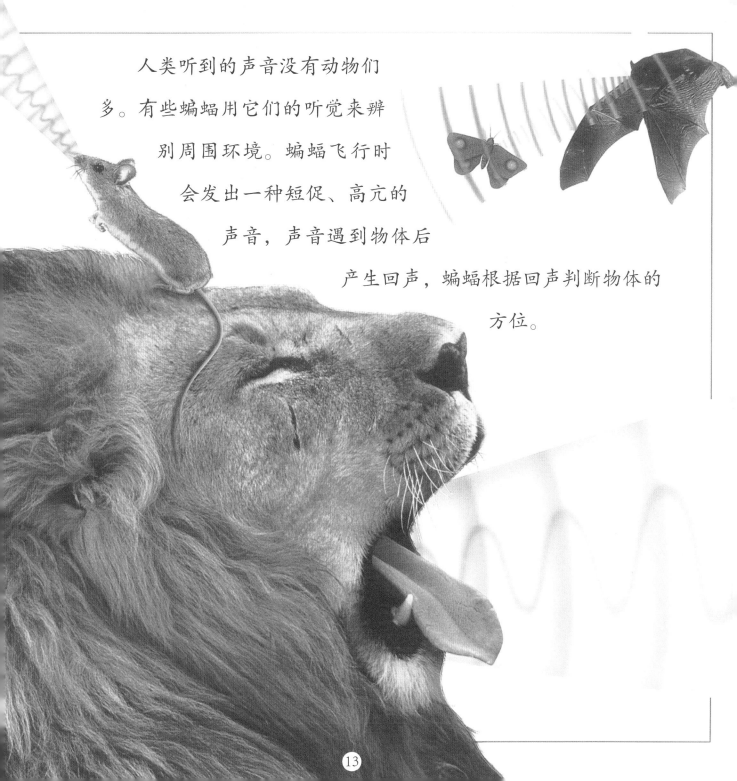

人类听到的声音没有动物们多。有些蝙蝠用它们的听觉来辨别周围环境。蝙蝠飞行时会发出一种短促、高亢的声音，声音遇到物体后产生回声，蝙蝠根据回声判断物体的方位。

耳朵如何工作

　　我们的外耳将声波收入耳道，并使之抵达耳膜。

　　耳膜是一层薄膜，位于你的耳道末端。当声波传到耳膜时，耳膜会产生振动。振动从你的耳膜传递到三块听小骨，即锤骨、砧骨和镫骨。

　　振动接着被传递到一个叫做耳蜗的螺旋管道。它含有成千上万的纤毛状神经末梢并充满液体。液体振动时，这些纤毛也会随之摆动，并将振动转变为信号。之后信号被发送到你的脑，由脑来判断信号的含义。

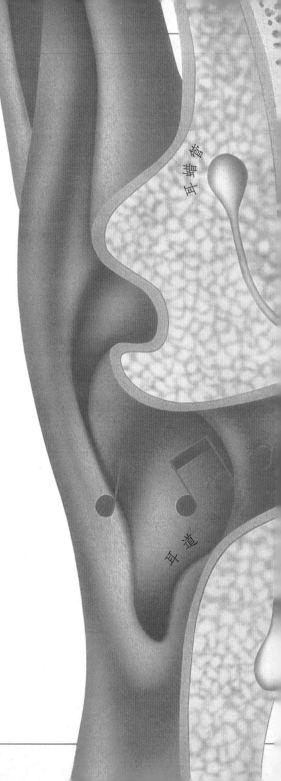

14

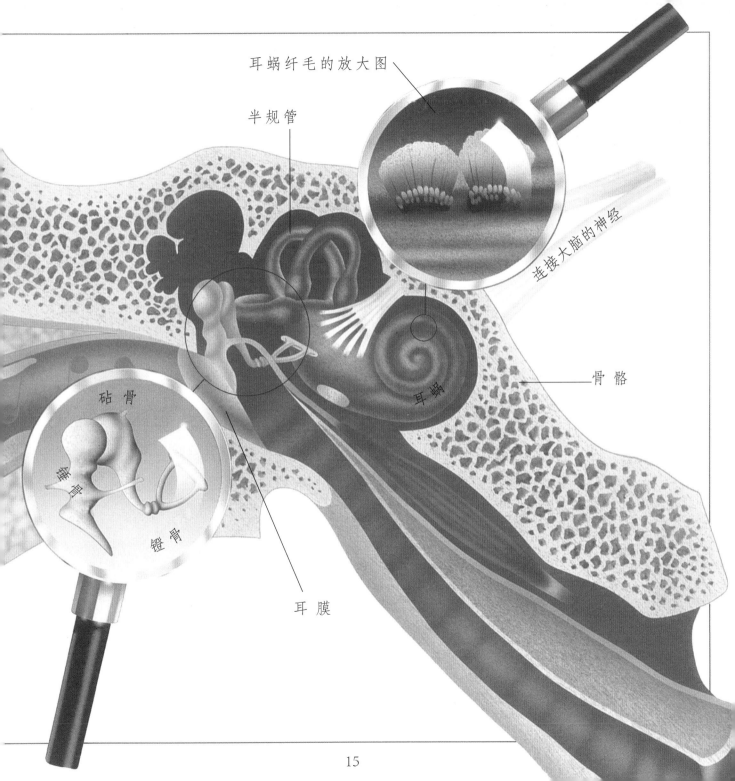

耳蜗纤毛的放大图

半规管

连接大脑的神经

骨骼

耳蜗

砧骨

锤骨

镫骨

耳膜

平 衡

　　耳朵不仅仅提供听觉，也帮助人体保持平衡。耳蜗附近有三个称为半规管的环形结构，里面充满了液体。当你晃动头部时，这些液体也会晃动，对纤毛状的神经末梢产生压迫，并向脑传递信号。从这些信号中，脑可以分析出你的头部位置。

半规管

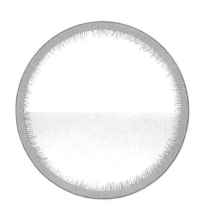
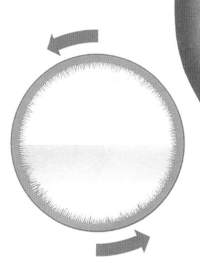

当你移动头部时，半规管里的液体也会移动。

往玻璃瓶里倒入几厘米深的水。快速晃动瓶子，让水在瓶内旋转，然后停止晃动，水会怎样？

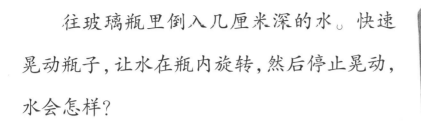

向脑传递信号的神经

如果你身体旋转得太快也会如此。当你停止时，半规管中的液体仍在继续转动，神经末梢继续向脑发送信号。同时，你的眼睛告诉脑，你在静止不动。脑被弄糊涂了，因此你会感到头晕。

嗅 觉

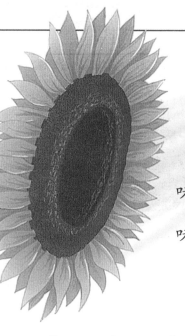

你能想到多少种气味？哪些气味你喜欢？哪些气味你不喜欢？你的脑可以分辨出 10,000 多种不同的气味，你相信吗？

当你吸气时，空气会进入你的鼻子，来到一个叫做鼻腔的空间。鼻腔顶部布满了无数的小绒毛，它们生长在一种叫做鼻腔黏液的黏稠液体中，像池塘里的芦苇一样。空气中的气味颗粒与黏液混合并被绒毛捕捉。绒毛里的神经末梢把信号发送到你的脑，从而判断出是什么气味。

有的气味让你感到快乐，有的则让你觉得难闻。有的气味让你感到饥饿，还有的则让你感到恶心。嗅觉能够提醒你不要吃变质的食物，或者让你知道有东西烧焦了。

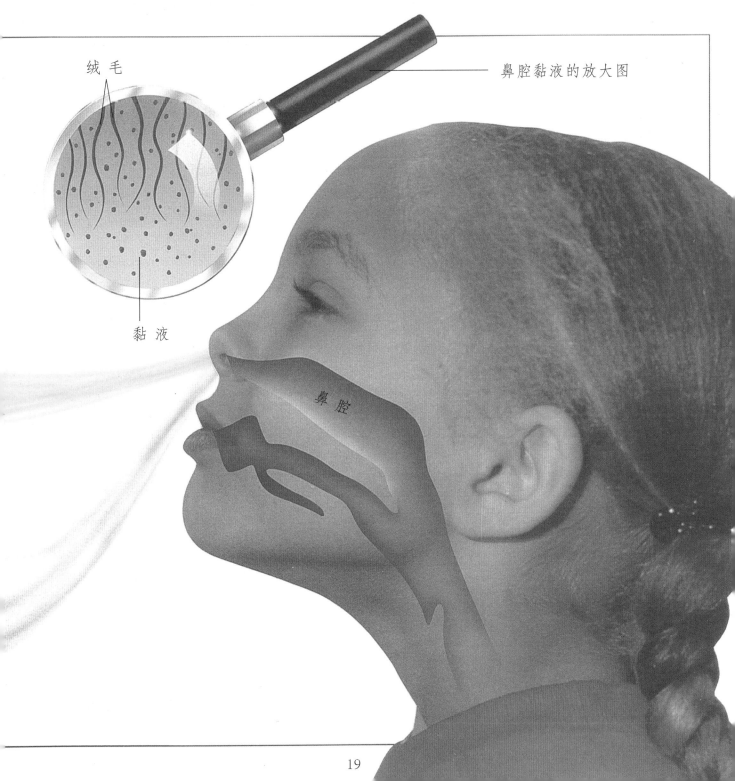

绒毛

鼻腔黏液的放大图

黏液

鼻腔

19

味 觉

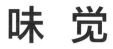

照镜子看看自己的舌头，是不是看到上面有很多小突起？在每一个突起里有100多个味蕾，这些味蕾能辨别食物中的不同味道。

你有不同的味蕾可以用来辨别咸味、甜味、酸味和苦味。试着找到你舌头对不同味道最敏感的位置吧。用棉签依次蘸取盐、糖、柠檬汁（酸味）和咖啡粉（苦味）放在你的舌头上。哪一种味道在舌头哪个部位尝起来最浓烈？

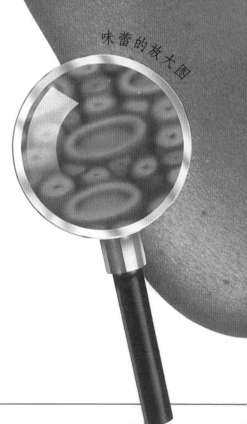

味蕾的放大图

苦

没有多少
味蕾

酸

甜和咸

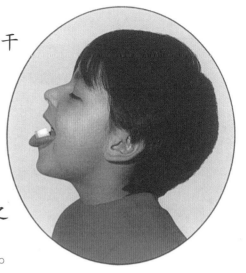

现在用纸巾擦干舌头，在舌尖放一块糖，多久以后你才能尝到甜味？只有在食物与唾液混合之后，你才能尝出味道。

如果你能闻到食物的气味，会更容易尝出其味道。试着捏住鼻子，吃几块去了皮的苹果和土豆。你能分辨出它们吗？你有没有发现，当你感冒鼻塞时，食物好像变得不怎么美味了？

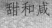

触 觉

覆盖你全身的皮肤上布满了细小的神经末梢，这些神经末梢会传递身体接触到的事物信息给你。

闭上眼睛，从果盘里把水果拿出来，依次触摸每一个水果。你能分辨出它们吗？是什么让它们各不相同？

你皮肤上的神经末梢能够告诉你物体是冷的还是热的，是粗糙的还是光滑的。它们还能感觉到挤压你或伤害你的东西。你至少有20类神经末梢，负责将各种信号发送到脑。

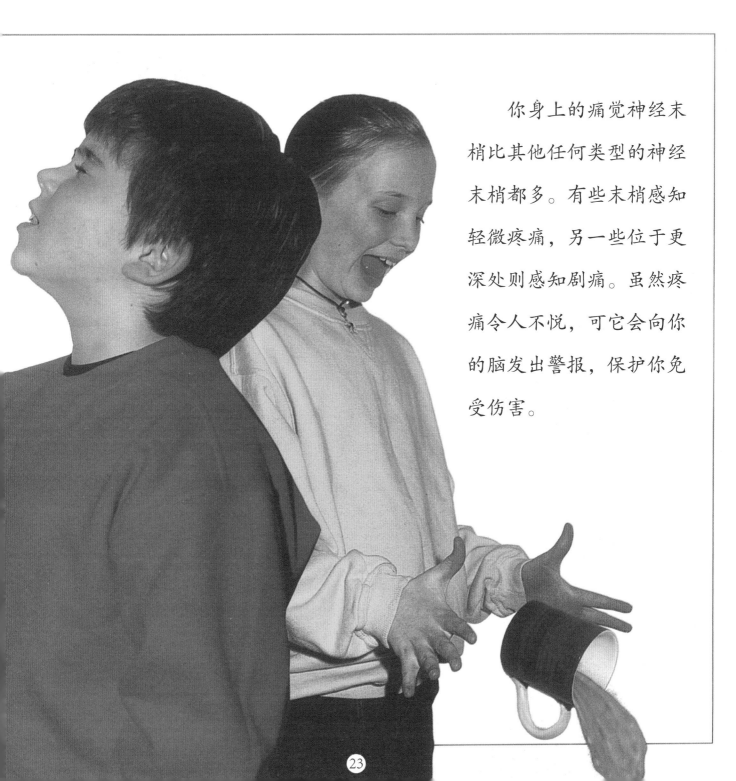

你身上的痛觉神经末梢比其他任何类型的神经末梢都多。有些末梢感知轻微疼痛，另一些位于更深处则感知剧痛。虽然疼痛令人不悦，可它会向你的脑发出警报，保护你免受伤害。

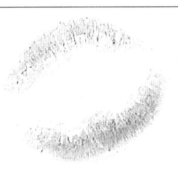

轻 触

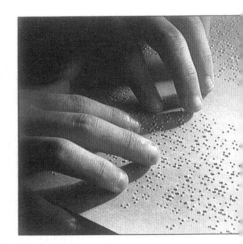

你身体的某些部位比其他部位含有更多的神经末梢。用画笔轻拂你的嘴唇，再沿着你的小臂轻轻拂过。哪个部位产生最多的针刺感？

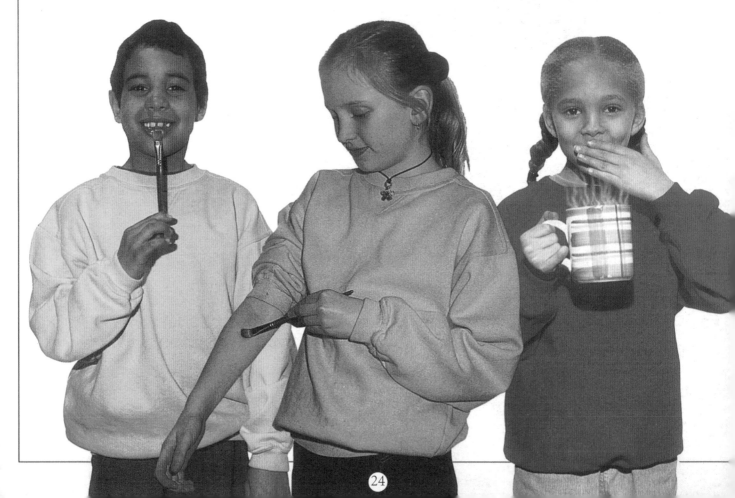

你的指尖也是非常敏感的。盲人会用指尖触摸凸点图案——盲文来阅读。

如果你曾经咬到舌头，你知道那会很痛。但舌头对冷热的感知并不敏感。有时你的舌头不能迅速觉察到食物很烫，你就很容易烫伤自己的嘴。

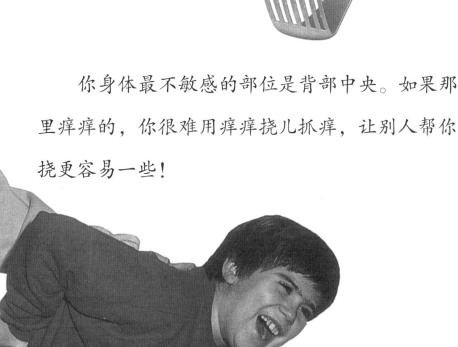

你身体最不敏感的部位是背部中央。如果那里痒痒的，你很难用痒痒挠儿抓痒，让别人帮你挠更容易一些！

你知道吗？

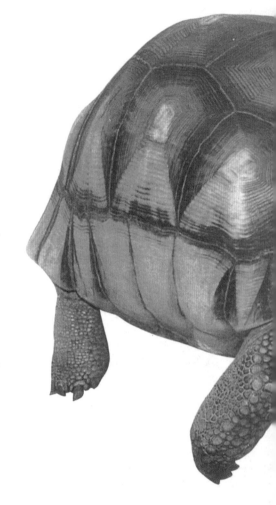

鼍鸟的眼球直径达 5 厘米，而且比它的脑还重！

变色龙的两只眼睛能同时朝反方向看。

醒着的你几乎一直睁着眼睛，眨眼的时候才会闭上，大多数人每 2–10 秒眨一次眼。你 1 分钟内眨多少次眼呢？

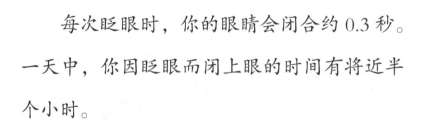

每次眨眼时，你的眼睛会闭合约 0.3 秒。一天中，你因眨眼而闭上眼的时间有将近半个小时。

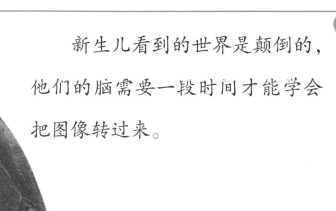

新生儿看到的世界是颠倒的，他们的脑需要一段时间才能学会把图像转过来。

婴儿的味蕾比成年人更多。

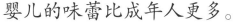

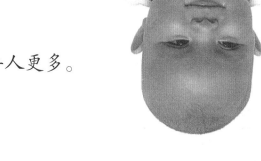

所有的乌龟都没有听觉。

孩子的耳朵比大人更灵敏，他们可以分辨出更多的音调。

每12个男性中就有一个是色盲，女性中则不太常见。

术语表

鼻腔：鼻子里面的空间，其内部细小的绒毛把气味信号传递给脑。

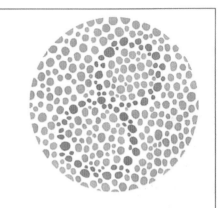

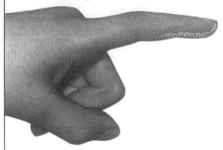

耳蜗：耳朵内的螺旋管道，能感知声音产生的振动。

感官：感受外界事物刺激的器官，包括眼睛（视觉）、耳朵（听觉）、嘴（味觉）、鼻子（嗅觉）和皮肤（触觉）。

神经：将信号传递到全身的纤维状细胞。

视神经：将信号从眼睛传递到脑的神经。

味蕾：舌头上的小突起，能感知甜味、咸味、酸味或苦味。

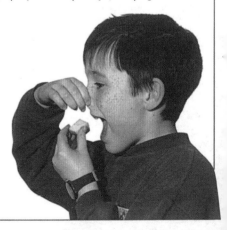

身体运转的秘密

大 脑

[英]安娜·桑德曼◎著 [英]伊恩·汤普森◎绘 蒋 芳◎译

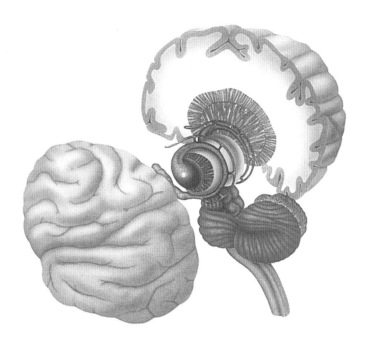

海豚出版社
DOLPHIN BOOKS
CICG 中国国际传播集团

图书在版编目（CIP）数据

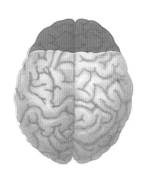

身体运转的秘密. 大脑 ／（英）安娜·桑德曼著；
（英）伊恩·汤普森绘；蒋芳译. -- 北京 ：海豚出版社，
2024.12

ISBN 978-7-5110-6845-3

Ⅰ．①身… Ⅱ．①安… ②伊… ③蒋… Ⅲ．①人体—
儿童读物 Ⅳ．①R32-49

中国国家版本馆CIP数据核字(2024)第077924号

版权登记号：01-2021-3242

Your Body Brain
Copyright©Aladdin Books 2024
Written by Anna Sandeman
Illustrated by Ian Thompson
An Aladdin Book
Designed and directed by Aladdin Books Ltd.
PO Box 53987London SW15 2SF
England

出 版 人： 王 磊

项目策划： 童立方·小行星
责任编辑： 张国良
特约编辑： 王 蓓 李静怡
装帧设计： 周含雪 方 舟
责任印制： 于浩杰 蔡 丽
法律顾问： 中咨律师事务所 殷斌律师

出 版 海豚出版社
地 址 北京市西城区百万庄大街24号
邮 编 100037
电 话 010-68325006（销售）010-68996147（总编室）
传 真 010-68996147
印 刷 河北彩和坊印刷有限公司
经 销 全国新华书店及各大网络书店
开 本 16开（889mm×1194mm）
印 张 14
字 数 60千
印 数 1-4000
版 次 2024年12月第1版 2024年12月第1次印刷
标准书号 ISBN 978-7-5110-6845-3
定 价 128.00元（全8册）

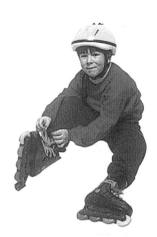

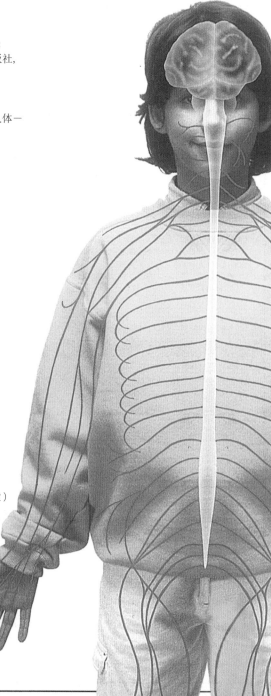

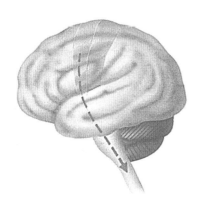

目　录

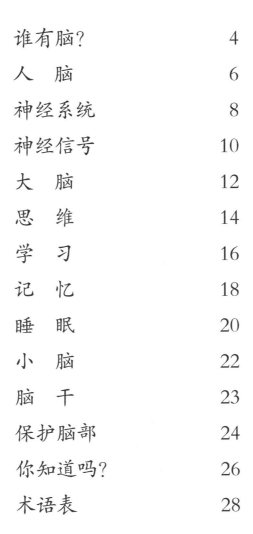

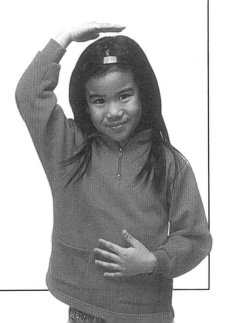

谁有脑?

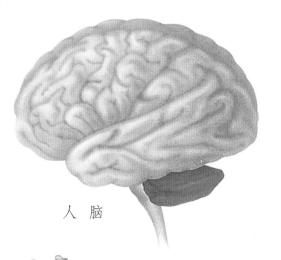

人 脑

一切脊椎动物都有脑部。抹香鲸的脑最大,重达9千克(大约相当于9个月大的婴儿体重)。大象的脑重5千克,而老鼠的脑只有几克重。

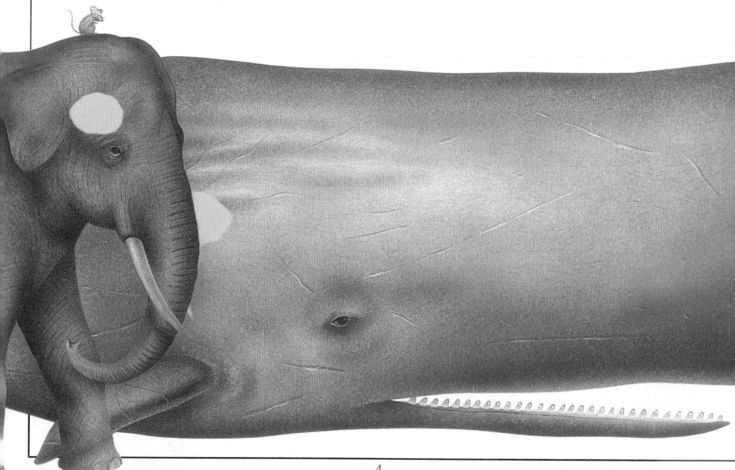

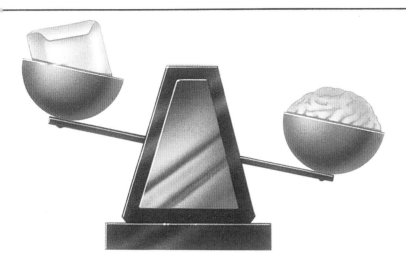

成年人的脑重量接近 1.5 千克，比一大包面粉稍微重一点儿。与鲸鱼的脑相比，人脑很小。不过对比人类的体型，人脑很大。

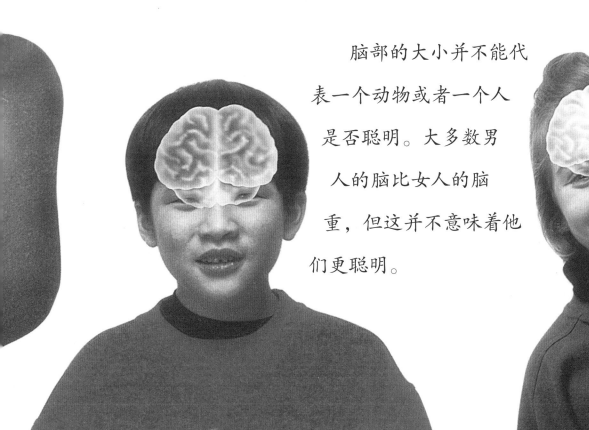

脑部的大小并不能代表一个动物或者一个人是否聪明。大多数男人的脑比女人的脑重，但这并不意味着他们更聪明。

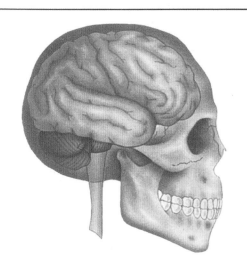

人 脑

脑位于你头部的上半部分。它就像一个柔软的、布满褶皱的灰粉色海绵，脑的四分之三是由水构成的。如果没有颅骨来支撑和保护你的脑，它会像果冻一样垂落下来。

脑主要由三个部分构成：其中最大的部分为大脑，形似核桃，有左右两部分，大脑负责思考，它使你能随意行动、帮你解决问题和记忆。

大脑

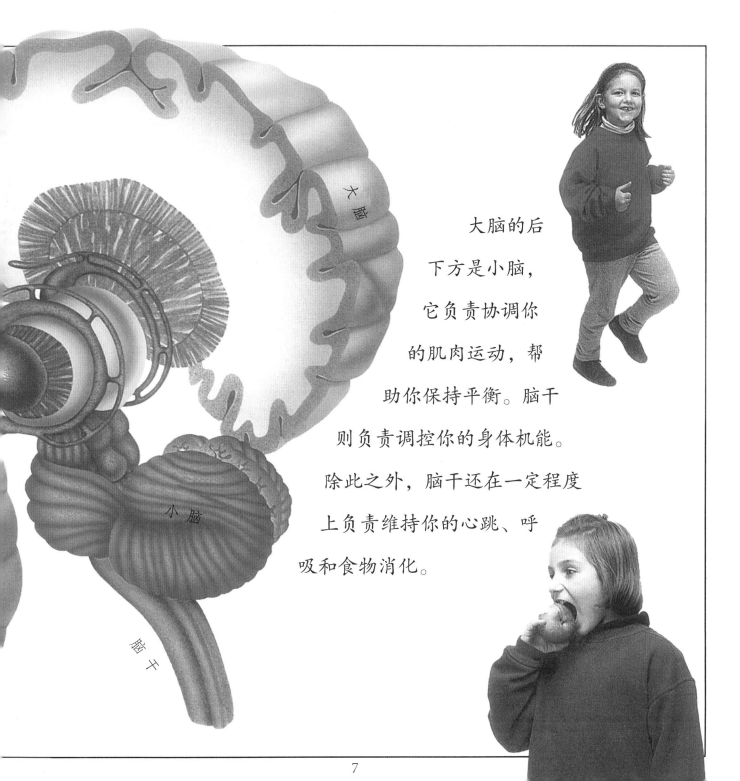

大脑 小脑 脑干

大脑的后下方是小脑，它负责协调你的肌肉运动，帮助你保持平衡。脑干则负责调控你的身体机能。除此之外，脑干还在一定程度上负责维持你的心跳、呼吸和食物消化。

神经系统

脑的这三个部分共同合作，发送和接收身体各个部位的信号，调控机体活动。这些信号沿着很多叫做神经的细线进行传递。

有些信号能直接传送到脑部，不过大多数信号都会先传递到脊髓——脊柱（脊椎）内的一束长神经。

和你的脑一样，脊髓超过四分之三的成分都是水。

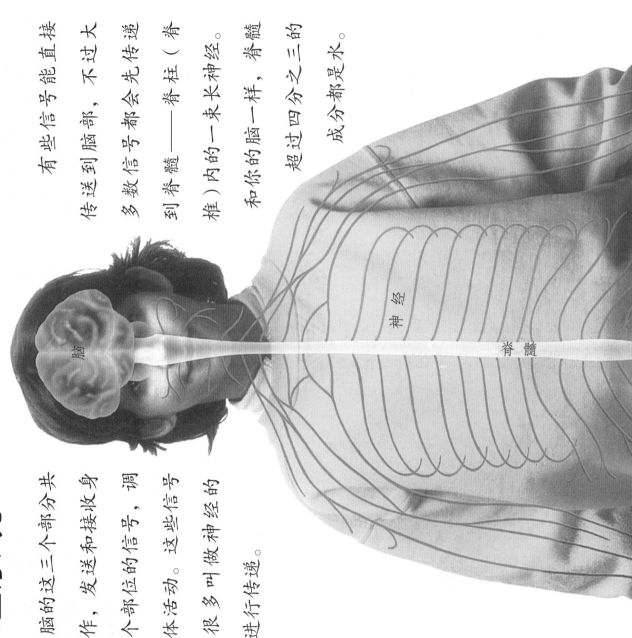

脑

神经

脊髓

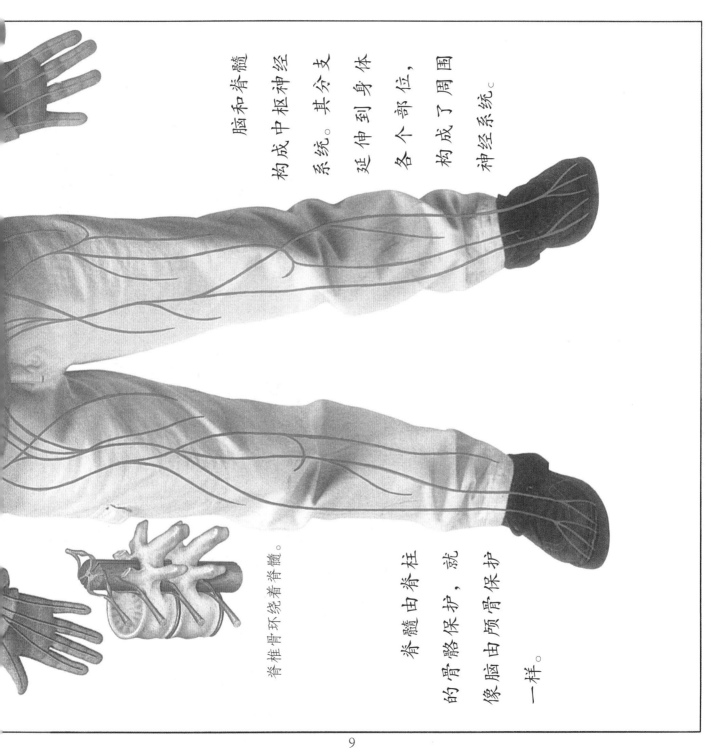

脑和脊髓构成中枢神经系统。其分支延伸到身体各个部位，构成了周围神经系统。

脊椎骨环绕着脊髓。

脊髓由脊柱的骨骼保护，就像脑由颅骨保护一样。

神经信号

一只黄蜂即将落在你的手上，你会怎么做？

首先，你的眼睛向脑传递警告信号，脑立刻返回一个信号传给肌肉，命令肌肉移动你的手。同时，脑会准确地指示你的手应该怎样移动。

这类动作叫做随意运动。

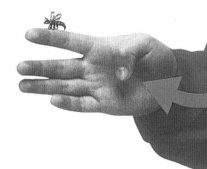

绿色箭头表示神经信号的传递方向。

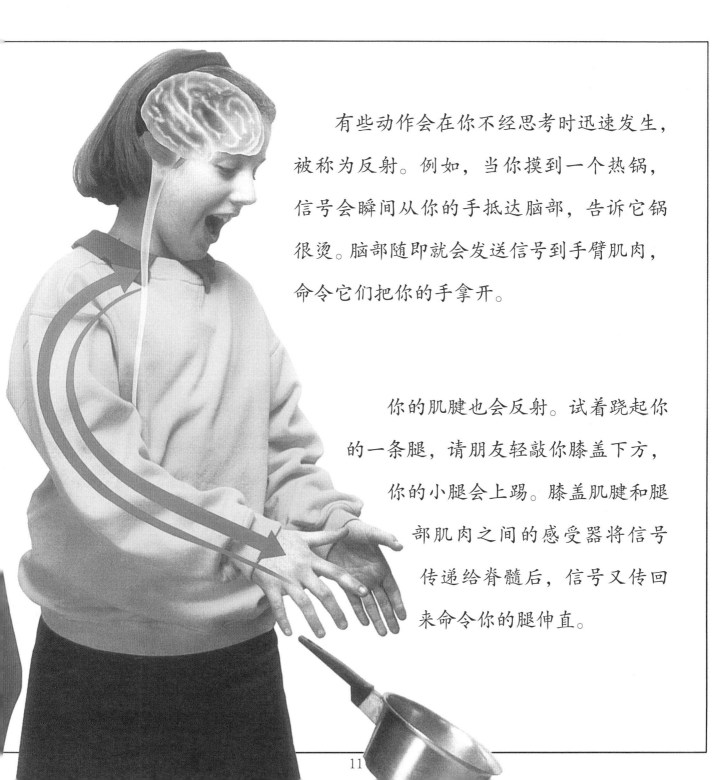

有些动作会在你不经思考时迅速发生，被称为反射。例如，当你摸到一个热锅，信号会瞬间从你的手抵达脑部，告诉它锅很烫。脑部随即就会发送信号到手臂肌肉，命令它们把你的手拿开。

你的肌腱也会反射。试着跷起你的一条腿，请朋友轻敲你膝盖下方，你的小腿会上踢。膝盖肌腱和腿部肌肉之间的感受器将信号传递给脊髓后，信号又传回来命令你的腿伸直。

大　脑

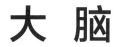

　　负责头部、躯干和四肢运动的大部分肌肉只有在你想让它们工作时才会工作。它们被称为随意肌，受大脑的外层（大脑皮层）控制。

　　与动物不同的是，人类的大脑皮层布满深深的褶皱。如果将大脑皮层平铺，其表面积将增大 30 倍。大脑皮层被分成许多区域，每个区域接收和传输不同的信号。

　　随意肌由横跨大脑两个半球的运动区所控制。

思 维

语 言

如果感觉到有蚊子落在你腿上，你的皮肤会
向大脑皮层的一小块儿区域发出信号。然后这个
区域将信息传递到运动区，运动区再给腿部肌
肉发送一个信号，
命令腿部移动。

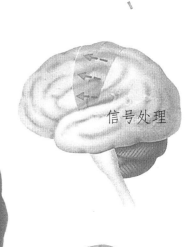

信号接收

信号处理

信号发出

移动

触觉

运动区

理解

视觉

听觉

理解和语言

小脑

这个过程需要多长
时间呢？比眨一下眼还快！

13

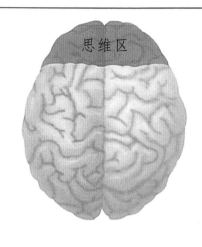

思维区

思 维

大脑前端的区域是用来思考的，通常被称为心智。

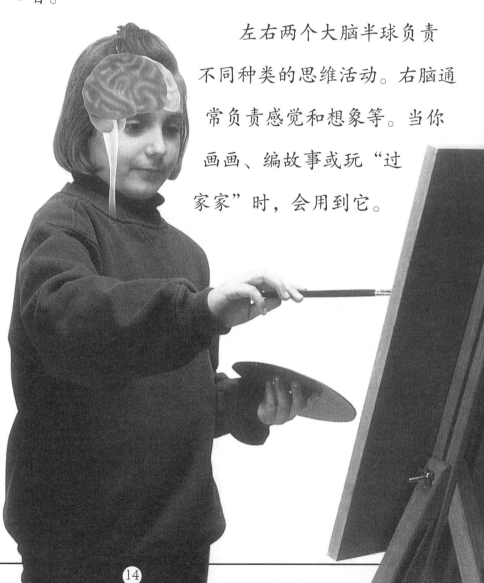

左右两个大脑半球负责不同种类的思维活动。右脑通常负责感觉和想象等。当你画画、编故事或玩"过家家"时，会用到它。

左脑通常负责说话和理解言语。它还用于解决问题，例如，计算你的零花钱，或者搭建一个模型。

小马驹刚出生就努力站起来找妈妈吃奶，你有想过它是怎么做到的吗？这是出于本能，而不是被教会的。

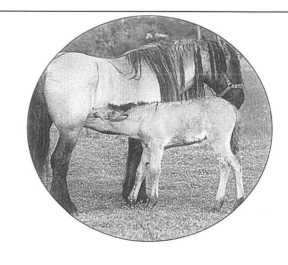

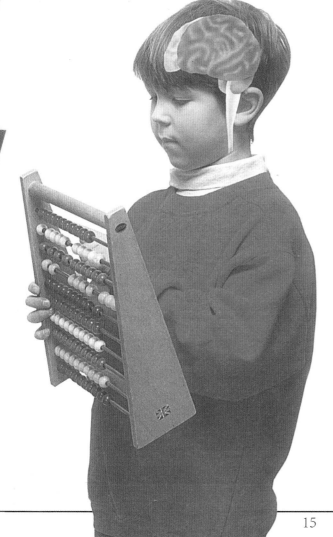

当你还是婴儿的时候，你的心智几乎一片空白，可你却知道如何吮吸和哭泣。这也是出于本能。

随着成长，你的大脑吸收了越来越多关于周围世界的信息。你开始学习，心智也逐渐形成。

学 习

你是如何学习的？与其他身体部位一样，你的大部分神经系统也是由无数被称为神经元的微小细胞构成的。每个神经元都有一个细胞体和一条长长的"尾巴"，即树突，使之与其他神经元、肌肉或身体部位相连。

每个神经元还从内部生出大量分支，其他神经元的神经纤维附着在这些分支上。就这样，每一个神经元都与成千上万个其他神经元相连。

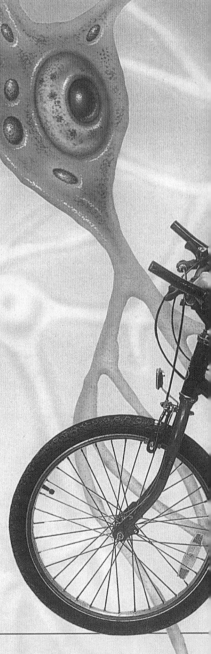

当你学习某件事时，信号会反复地沿着同一个路径从一个神经元传递到另一个神经元。回想一下你学自行车时的情景，初学时保持直行和平衡是不是很困难？可练习之后，同样的神经信号沿着相同的路径传递无数次，你就能够轻松自如地骑行了。

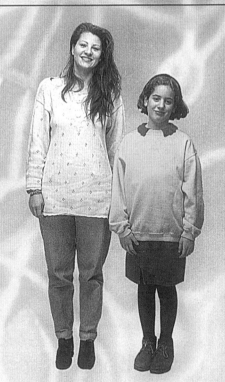

随着你的成长和知识的累积，你会用到越来越多的神经信号路径。不过在25岁以后，你的脑神经细胞会逐渐死亡，而且不会再生出新的脑神经细胞进行替代，因此老年人学东西比孩子更加困难。

记忆

你记得自己的名字吗？肯定记得！那想想一个星期前你午餐吃了什么呢？这就不容易想起来了吧。

没有记忆，你什么也学不会。人们认为记忆有两种类型——长期记忆和短期记忆。

你很早以前就开始学习的东西被保存在你的长期记忆中，包括事实（比如你的姓名和住址）、动作（比如怎样刷牙），以及景象、声音、气味和味道。强烈的情感也被保存在你的长期记忆中。

短期记忆用来存储你在几分钟或几小时前发生的事情。

让我们玩一个购物游戏吧。第一个人先说："我要去买些面包。"第二个人说："我要去买些面包和苹果。"依此类推下去。

许多老年人很难记住不久前发生的事，却能够记得自己年轻时候的事。问问你的祖父母记不记得他们第一天上学的情景。你自己还记得吗？

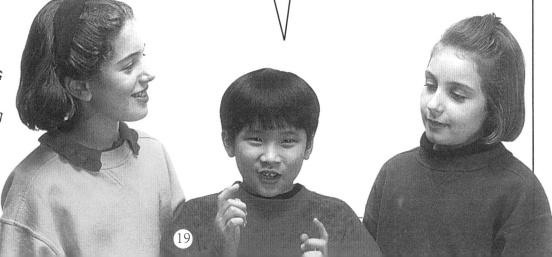

我要去买些面包和……

直到有人开始记不清为止，购物清单能列多长呢？

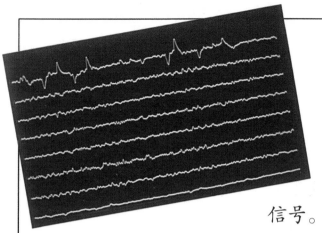

睡　眠

　　即使在你睡着的时候，脑依旧在接

收和发送无数个

信号。医生可以用一台

特殊的机器来测量这些信号的数量和速度。该机器以波形

来记录这些信号（有时也称为脑电波），这种波形形成的

图形叫做脑电图。医生利用脑电图来查找病人脑部存在的

问题。

　　根据你脑部的活跃程度，脑电

波波形也会产生变化。你在清醒状

态下努力思考时，波形又小又尖。

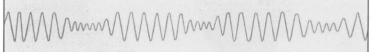

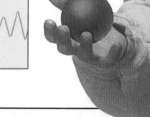

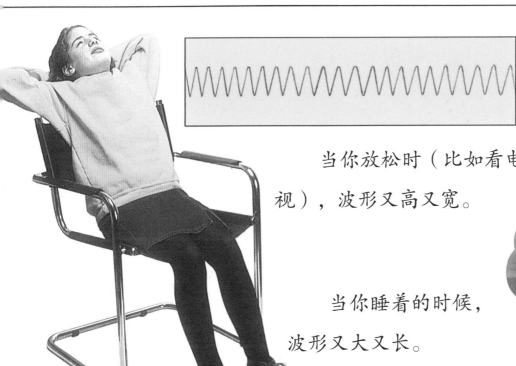

当你放松时（比如看电视），波形又高又宽。

当你睡着的时候，波形又大又长。

你睡觉时有时会做梦。没有人知道人为什么会做梦，不过许多人认为，梦是大脑将白天所接收的信息进行整理的方式。重要的信息储存在你的记忆中，其余的则被渐渐遗忘。

小 脑

　　小脑的体积只有大脑的八分之一，可要是没有它，你就只能做出一些最简单的动作。

　　你甚至都不能拍拍自己的头或揉揉肚子。

　　小脑还帮助你的身体保持平衡和直立。如果人没有小脑，绝不可能在钢丝上行走！

　　下次乘坐公交车或者火车时，注意观察你的腿是如何自动弯曲和伸直以保持身体平衡的。

脑 干

你的脑与脊髓通过脑干连接在一起。脑干帮助你完成一些无意识的活动。如果你在锻炼身体，它会命令你的肺进行深呼吸；如果你刚吃过早餐，它会命令你的胃消化食物。

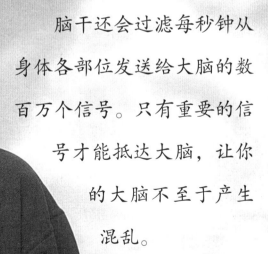

脑干还会过滤每秒钟从身体各部位发送给大脑的数百万个信号。只有重要的信号才能抵达大脑，让你的大脑不至于产生混乱。

保护脑部

　　和身体其他部位一样，脑部也需要细心呵护。受伤和疾病会对其造成损害。由于身体无法再生新的脑细胞，因此脑细胞被破坏的后果是很严重的。

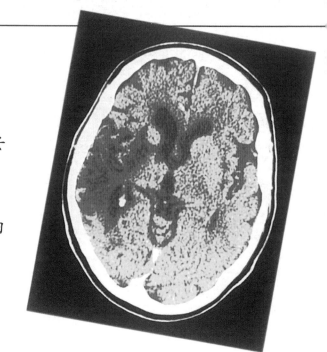

　　医生用 CAT 扫描仪来为你的脑部拍照检查。它发出的 X 射线可以穿过人体头部，扫描结果会显示在电脑屏幕上。

　　坚硬厚实的颅骨有助于保护你的脑部免受撞击，你也可以选择一些保护措施来保护它。一个最简单的保护措施就是骑自行车或进行危险运动时佩戴头盔。

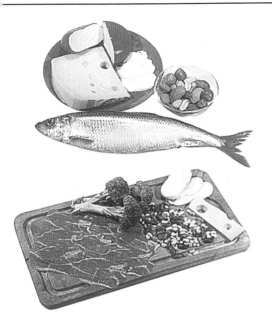

此外，照顾好你的身休也有助于脑部保持良好的工作状态。

你有没有发现，当你感到累的时候，很难进行清晰的思考？如果你的身体得到充分的休息，大脑能更好地工作。

运动和健康饮食有助于你的脑部保持最佳状态。

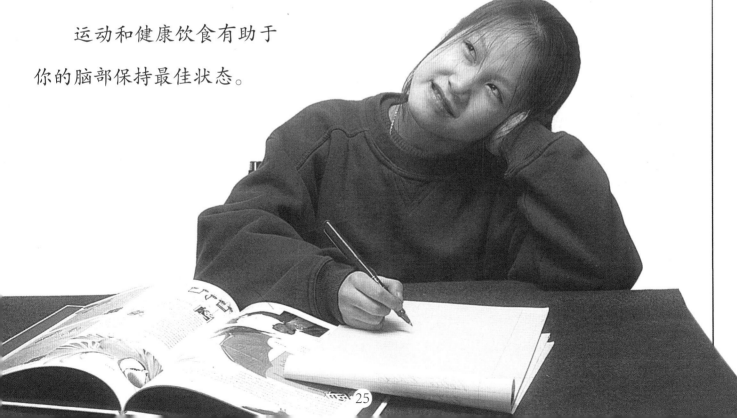

你知道吗？

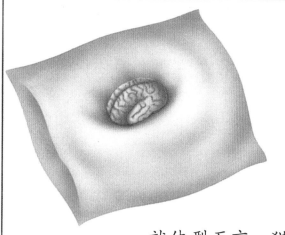

你的大脑皮层平铺开来的面积和枕套一样大。

就体型而言，猫的小脑比人类的小脑大得多，因此它的动作更敏捷，平衡力也更强。

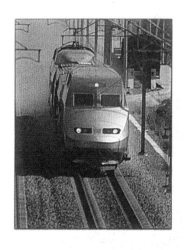

神经信号会以不同的速度传递，通常在每秒 50 厘米到 120 米之间，快速传递时比高速列车的速度还快。

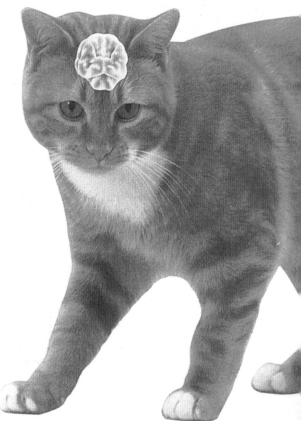

一个成年人体内的神经细胞连起来总共有 75 千米长。

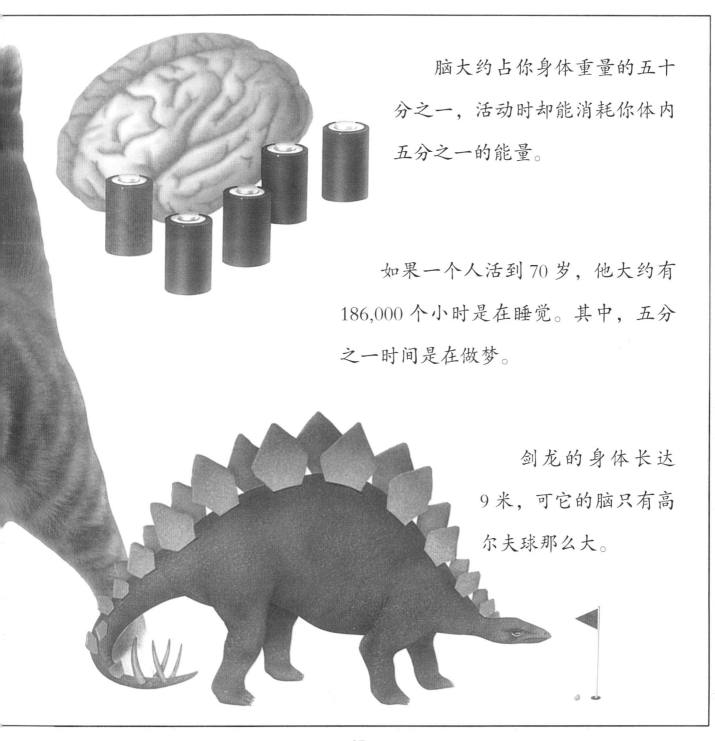

脑大约占你身体重量的五十分之一，活动时却能消耗你体内五分之一的能量。

如果一个人活到 70 岁，他大约有 186,000 个小时是在睡觉。其中，五分之一时间是在做梦。

剑龙的身体长达 9 米，可它的脑只有高尔夫球那么大。

术语表

大脑：脑前面较大的部分，帮助你思考、行动和记忆。

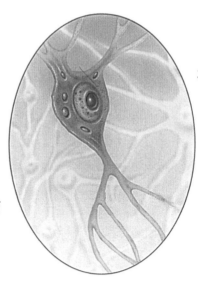

神经系统：脑、脊髓和其他神经的统称。

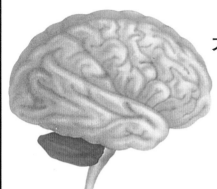

大脑皮层：大脑的外层皮质，布满褶皱。

思维区域：位于大脑前端用于思考的区域。

脊髓：一束长神经。

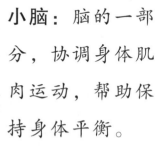

小脑：脑的一部分，协调身体肌肉运动，帮助保持身体平衡。

神经：长的纤维状细胞，负责全身信息的传递。

身体运转的秘密

婴儿

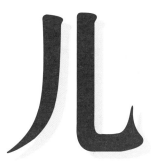

[英]安娜·桑德曼◎著　[英]伊恩·汤普森◎绘　蒋　芳◎译

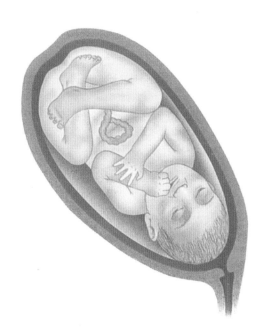

海豚出版社
DOLPHIN BOOKS
CICG　中国国际传播集团

图书在版编目（CIP）数据

身体运转的秘密. 婴儿／（英）安娜·桑德曼著；
（英）伊恩·汤普森绘；蒋芳译. -- 北京：海豚出版社，
2024.12
　　ISBN 978-7-5110-6845-3

　　Ⅰ. ①身… Ⅱ. ①安… ②伊… ③蒋… Ⅲ. ①人体—
儿童读物 Ⅳ. ①R32-49

中国国家版本馆CIP数据核字(2024)第077505号

版权登记号：01-2021-3242

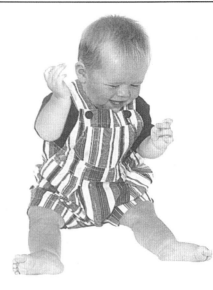

Your Body Babies
Copyright©Aladdin Books 2024
Written by Anna Sandeman
Illustrated by Ian Thompson
An Aladdin Book
Designed and directed by Aladdin Books Ltd.
PO Box 53987London SW15 2SF
England

出 版 人： 王 磊

项目策划： 童立方·小行星
责任编辑： 张国良
特约编辑： 王 蓓　李静怡
装帧设计： 周含雪　方 舟
责任印制： 于浩杰　蔡 丽
法律顾问： 中咨律师事务所　殷斌律师

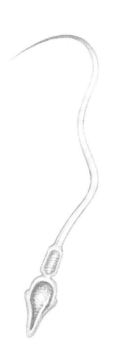

出　　版： 海豚出版社
地　　址： 北京市西城区百万庄大街24号
邮　　编： 100037
电　　话： 010-68325006（销售）010-68996147（总编室）
传　　真： 010-68996147
印　　刷： 河北彩和坊印刷有限公司
经　　销： 全国新华书店及各大网络书店
开　　本： 16开（889mm×1194mm）
印　　张： 14
字　　数： 60千
印　　数： 1-4000
版　　次： 2024年12月第1版　2024年12月第1次印刷
标准书号： ISBN 978-7-5110-6845-3
定　　价： 128.00元（全8册）

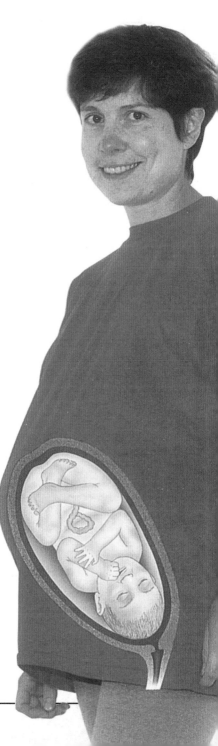

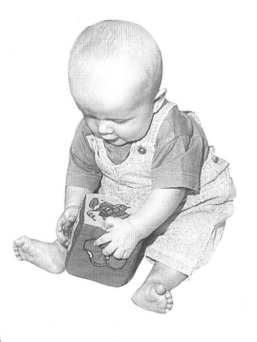

目　录

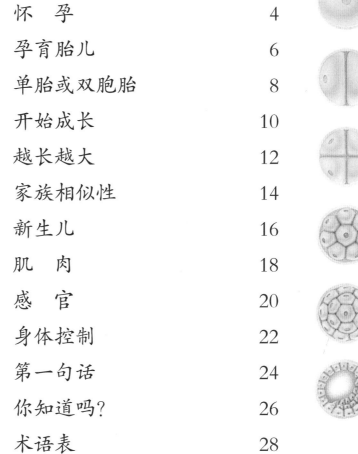

怀 孕

你还记得婴儿时期的自己吗？那时的你不能走路、说话，甚至不能坐起来。听起来像很久以前的事吧。

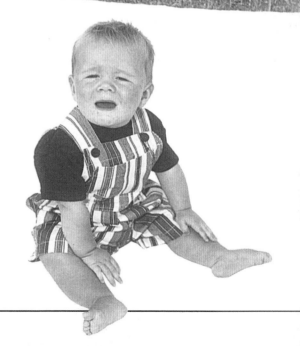

大多数动物的生长发育比人类快得多。小羊或小马驹刚出生几分钟就会挣扎着站起来，数周后，它们就能自己照顾自己了。人类婴儿大约在 1 岁左右才能独立行走，而且至少需要 16 年才能自立。

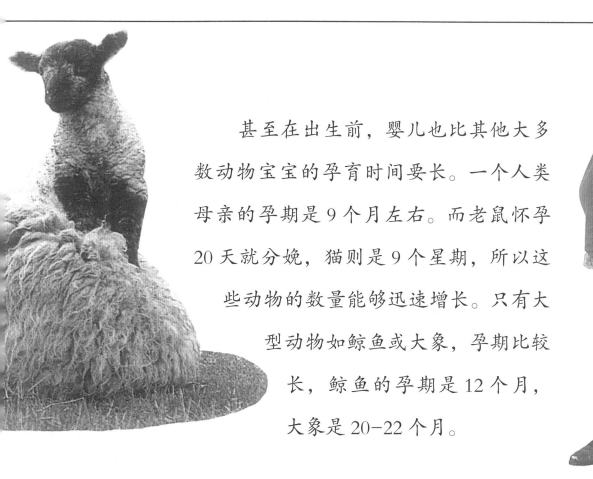

甚至在出生前，婴儿也比其他大多数动物宝宝的孕育时间要长。一个人类母亲的孕期是 9 个月左右。而老鼠怀孕 20 天就分娩，猫则是 9 个星期，所以这些动物的数量能够迅速增长。只有大型动物如鲸鱼或大象，孕期比较长，鲸鱼的孕期是 12 个月，大象是 20-22 个月。

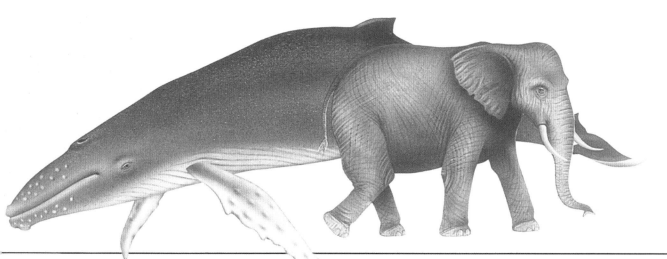

孕育胎儿

当一个女人体内的卵子与一个男人的精子结合时，她会怀孕。

精子产生于男人的睾丸内。每个精子都有一个"头"和一条"长尾巴"，很像蝌蚪。精子只有借助显微镜才能看见。它们在一种叫做精液的黏稠液体中游动。

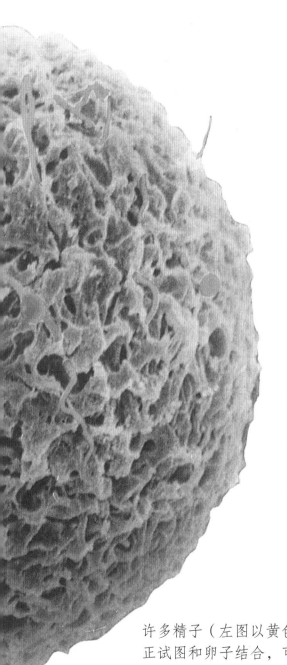

当一个成年男人和一个成年女人想要表达对彼此的爱意孕育下一代时，男人的阴茎会变硬，这样它就可以进入女人身体的一个开口——阴道。

然后精子和精液通过男人的阴茎喷射到阴道里，精子顺着通道向上游动，寻找卵子。

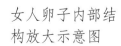

许多精子（左图以黄色显示）正试图和卵子结合，可只有一个精子会成功。

女人卵子内部结构放大示意图

单胎或双胞胎

受精卵多次分裂，发育成胎儿。

女人的卵子都储存在卵巢中。每个月，有一颗卵子离开卵巢，来到通向子宫的输卵管中的一条。如果它遇到一个精子并与之结合，卵子就受精了，成为受精卵。受精卵发育成胚胎，之后会逐渐长大至胎儿并出生。

输卵管

受精卵

卵巢

胚胎着床

阴道

受精卵会分裂成两个细胞。这两个细胞又不断分裂，形成一个细胞团。细胞团会进入子宫，最后停留在柔软的子宫内膜里。

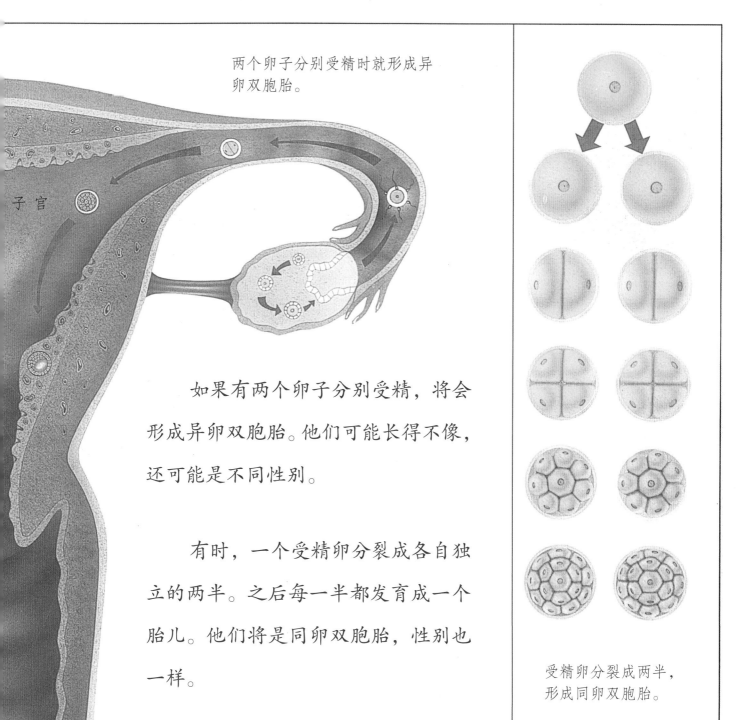

两个卵子分别受精时就形成异卵双胞胎。

子宫

如果有两个卵子分别受精，将会形成异卵双胞胎。他们可能长得不像，还可能是不同性别。

有时，一个受精卵分裂成各自独立的两半。之后每一半都发育成一个胎儿。他们将是同卵双胞胎，性别也一样。

受精卵分裂成两半，形成同卵双胞胎。

开始成长

第 30 天的胚胎

在子宫内，细胞团迅速生长。很快头部和脊椎就成形了。到第 25 天时，胚胎只有一粒豆子那么大，但心脏已经开始跳动。

到第 8 周时，胎儿有 2.5 厘米左右长。虽然它很小，但已经长出胳膊、腿、手指和脚趾，并开始形成嘴巴和鼻子。

第 8 周的胎儿

胎儿生活在一个充满液体的囊里，它既可以保护胎儿免受任何碰撞，也能起到恒温的作用。

胎儿靠母体喂养，食物是营养微粒。营养从母亲的血液进入一个叫做脐带的管道，然后进入胎儿体内。看看你的肚脐，你的脐带曾经就长在那儿。胎儿出生后不再需要脐带，所以它会变干、脱落。

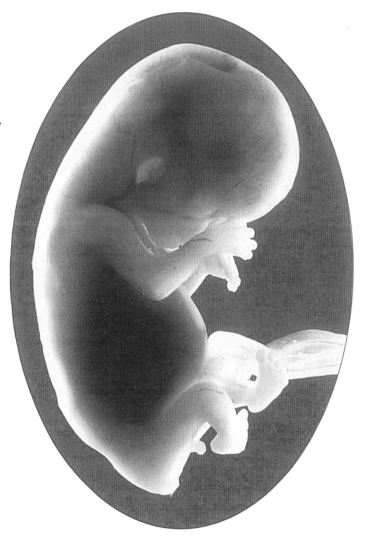

第 11 周的胎儿

越长越大

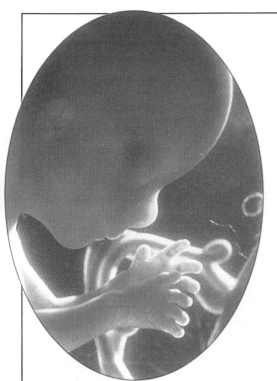

第16周的胎儿发育迅速。

第16周时，胎儿的身长约16厘米，体重约120克。再往后，它已经长出眼睛、耳朵、鼻子和嘴巴，还有手指甲和脚趾甲。在这个阶段，胎儿生长得很快，母亲的肚子也越来越大。

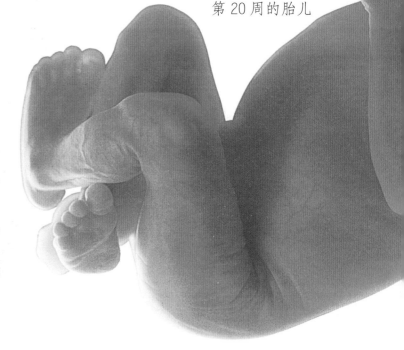

第20周的胎儿

第20周时，随着胎儿的生长，它的肌肉变得更加有力，这时母亲可以感觉到胎儿在踢她。胎儿能够听到声音、会吞咽，还能吮吸拇指。它开始认识母亲的声音。有些胎儿甚至还会打嗝！

第 28 周时，胎儿身长约 36-40 厘米，重约 1-1.2 千克。不久以后，胎儿就会反转身体，头朝下，为出生做准备。

第 36 周时，胎儿的肺完全成型。假如此时出生，它将能自主呼吸。胎儿的体重继续增加。当 40 周左右胎儿出生时，其身长约 50 厘米，重约 2.9-3.4 千克。

家族相似性

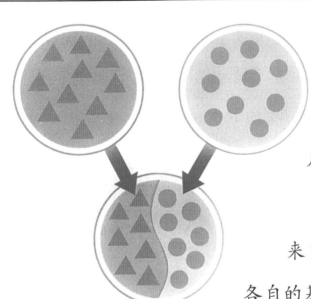

婴儿出生后，亲朋好友经常会说婴儿长得像爸爸或妈妈。这是为什么呢？

来自爸爸的精子和来自妈妈的卵子携带着各自的基因结合在一起。卵子受精后，这些基因混合在一起，形成一种新的组合。这种新组合成为婴儿的身体特征。

看看这位 8 岁的孩子和他的父母。男孩儿看起来更像谁？

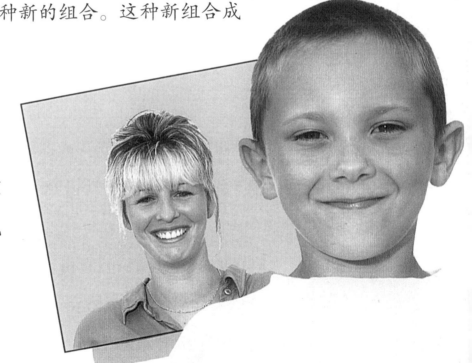

母亲和父亲遗传给孩子的基因是由他们各自的父母遗传给他们的。这意味着婴儿也可能长得有点儿像他们的祖父母。

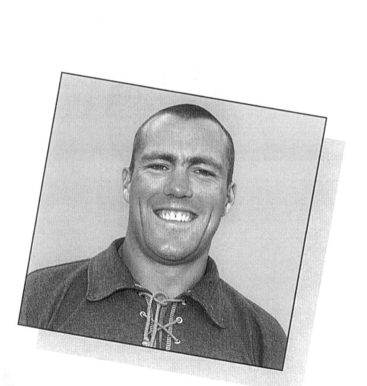

不妨用你家人的照片来做一个家谱。看看他们的眼睛、鼻子和嘴巴，谁和你最像？再看看你的兄弟姐妹们，他们和你外貌相像吗？

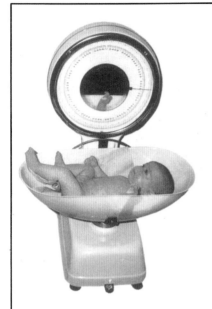

新生儿

婴儿在出生前发育最快。出生后，生长速度变慢。到 1 岁时，他们的体重大约是出生时的三倍。

婴儿会随着成长改变模样。新生儿看起来和你很不一样，他们的头相对更大，约占身长的四分之一，手臂只能伸到髋部。测量你的头部和手臂长度，跟你的身高进行比较。

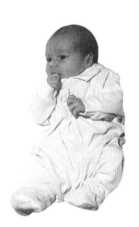

4 个月

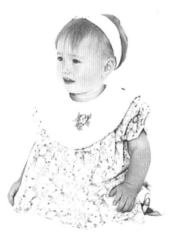

1 岁

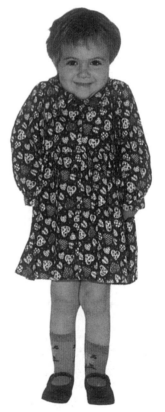

3 岁

看看下面从出生到 12 岁的孩子们。

你发现了什么？

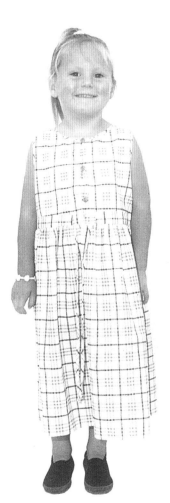

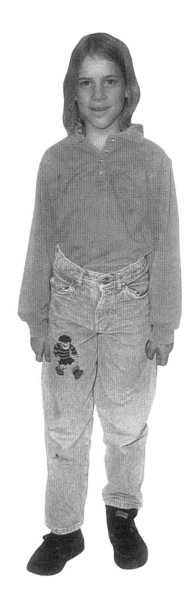

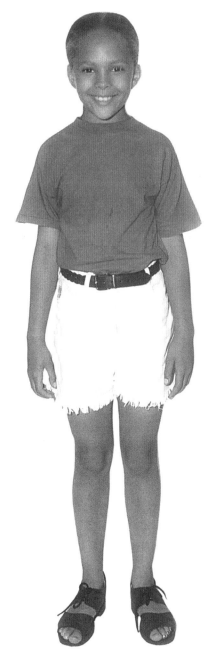

6 岁

10 岁

12 岁

肌 肉

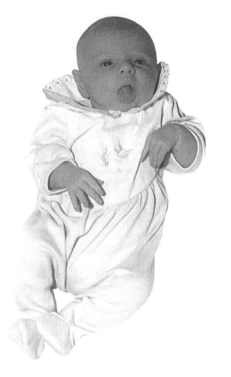

　　与大多数动物宝宝不同，新生儿几乎完全不能自理，他们不能走路、说话和坐直，甚至不能抬头。他们的肌肉很虚弱，能做的几乎只有哭，大声地哭。

　　但从出生的那一刻起，婴儿就开始锻炼自己。他们挥舞手臂、踢动双腿，使肌肉更强壮。在这个阶段，婴儿无法控制身体动作，可能会打到自己的脸。

　　渐渐地，婴儿学会了使用其他肌肉。到 3 个月大时，大多数婴儿都会试着用前臂撑起自己的身体。

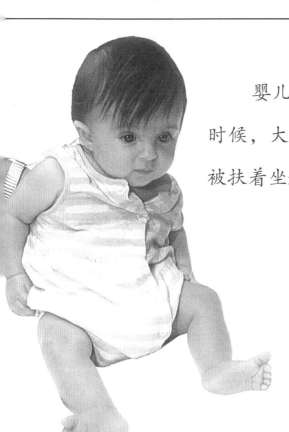

婴儿在 5-6 个月大的时候，大多都能抬起头，被扶着坐起来。

到了 8 个月大时，他们能够自己坐起来。9 个月大时，许多婴儿已经学会了爬行。

11 个月大时，他们可以牵着大人的手直立行走。到 1 岁生日时，他们可能已经独自迈出了人生的第一步。

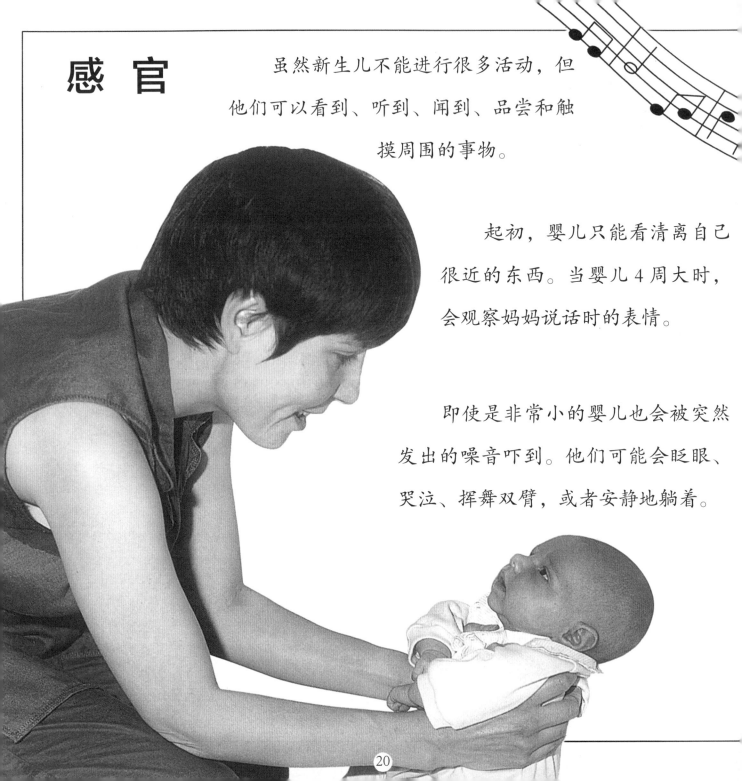

感 官

虽然新生儿不能进行很多活动，但他们可以看到、听到、闻到、品尝和触摸周围的事物。

起初，婴儿只能看清离自己很近的东西。当婴儿4周大时，会观察妈妈说话时的表情。

即使是非常小的婴儿也会被突然发出的噪音吓到。他们可能会眨眼、哭泣、挥舞双臂，或者安静地躺着。

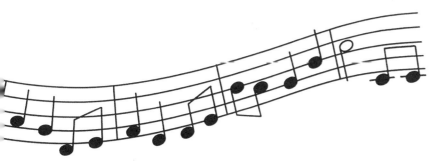

有节奏的柔和声音能安
抚婴儿，催眠曲或是时钟的
滴答声都能让他们入睡。

婴儿有敏锐的味觉，而且会用力吮吸。起初，他们只
喝母亲或奶瓶中的奶汁。3-6个月时，他们通常可以开始
吃一些半固体食物。大多数婴儿很快就表现出自己喜欢哪
些食物，不喜欢哪些食物。

婴儿也有嗅觉。他们甚至能够靠着气
味认出他们的妈妈。

哭闹的婴儿如果被妈妈搂
在怀里，通常会安静下来。

身体控制

婴儿会慢慢地学会控制自己的身体。3个月大时，他们能够握几秒拨浪鼓。5个月大时，他们能够用双手抓取玩具。6-7个月大的时候，他们能够自己吃饼干，还能握着勺子吃东西。图中的孩子已经能够只用一只手去抓玩具了。

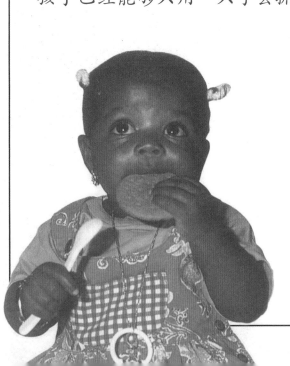

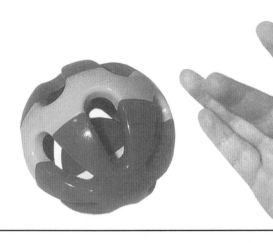

8-9个月大时，大多数婴儿都能一手拿住一个积木玩耍。他们会翻转积木来感知形状，还喜欢在桌子上摔打它们。

10个月大时，他们能把拇指和别的手指捏在一起，捡起一些小东西，比如一段绳子或一粒豌豆，然后小心翼翼地移动它们。

到18个月大时，他们基本可以搭积木，或者用手推着物体在地板上滑动。

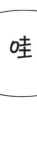

哇

第一句话

如果你不能说话或写字，别人如何理解你呢？试着一言不发地去向别人要一块饼干，你需要花多长时间才能得到饼干呢？

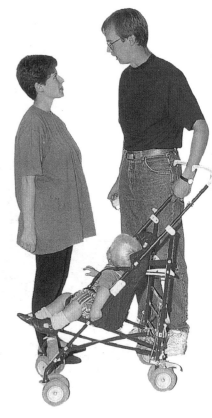

年龄小的婴儿只能通过哭来表达自己。他们在感到饥饿、疲劳、潮湿或疼痛时会发出不同的哭声。

狗狗

婴儿还会"咿咿呀呀"地叫，听人们说话并模仿听到的话。

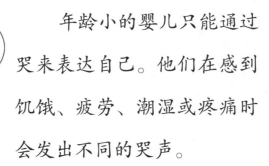

24

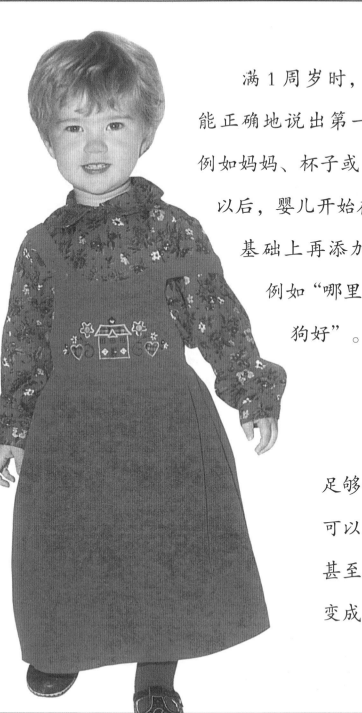

满 1 周岁时，婴儿常常能正确地说出第一个单词，例如妈妈、杯子或勺子。1 岁以后，婴儿开始在这些词的基础上再添加一些词，例如"哪里泰迪""狗狗好"。

2 岁以后，大多数婴儿已经掌握了足够的词汇来表达自己。他们会走路了，可以更好地控制自己的身体。有些婴儿甚至不穿尿布了！他们不再是婴儿，而变成蹒跚学步的孩童。

你知道吗?

新生儿的大脑重量是成人的四分之一，可成人的体重比新生儿重二十倍。

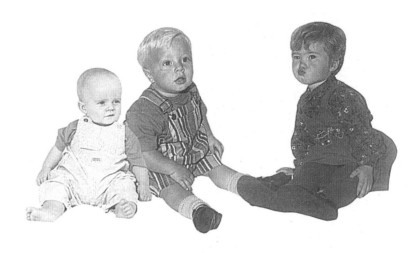

一位俄罗斯妈妈总共生育了69个孩子，其中有16对双胞胎，7组三胞胎和4组四胞胎。

世界上出生的男孩儿比女孩儿多。

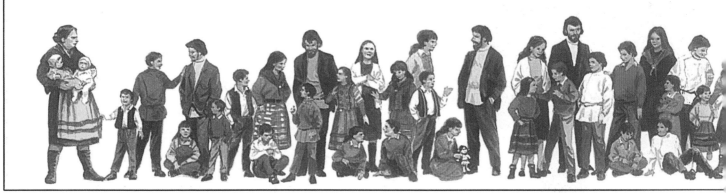

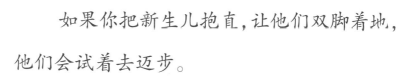

如果你把新生儿抱直，让他们双脚着地，他们会试着去迈步。

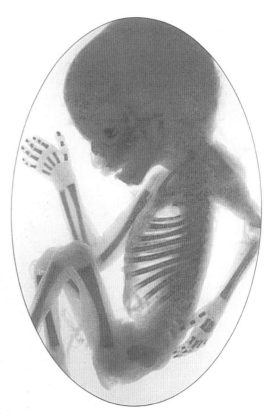

婴儿体内大约有350多块骨头，比成年人多近150多块。

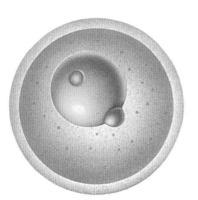

女人的卵子比一个英文句点还小。

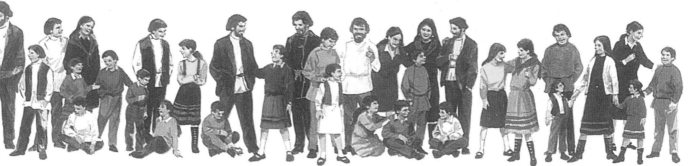

术语表

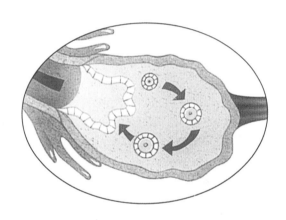

卵巢：产生卵子的女性身体器官。

怀孕：胎儿在子宫内生长发育的过程。

卵子：卵巢产生的女性生殖细胞。

精子：睾丸产生的男性生殖细胞。

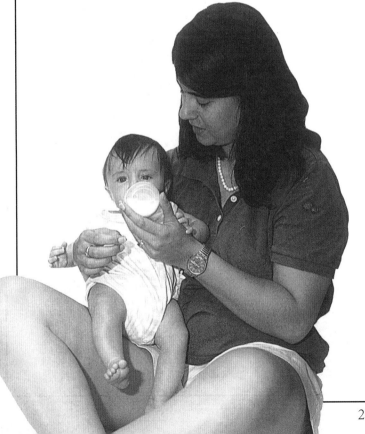

受精：雌性的卵子和雄性的精子结合以孕育新个体的过程。

子宫：孕育胎儿直至出生的女性身体器官。

身体运转的秘密

骨骼

[英] 安娜·桑德曼◎著　[英]伊恩·汤普森◎绘　蒋　芳◎译

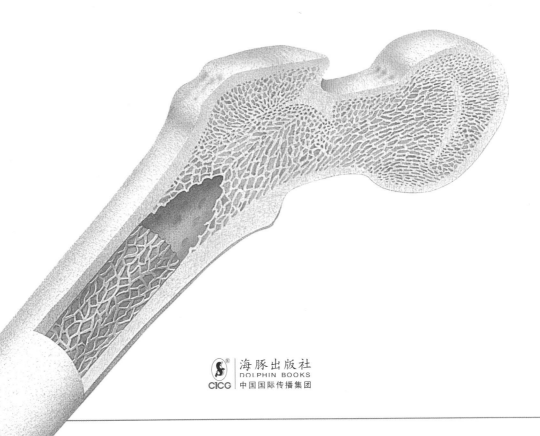

海豚出版社
DOLPHIN BOOKS
CICG 中国国际传播集团

图书在版编目（CIP）数据

身体运转的秘密. 骨骼 ／（英）安娜·桑德曼著 ；
（英）伊恩·汤普森绘 ；蒋芳译. -- 北京 ：海豚出版社，
2024.12

ISBN 978-7-5110-6845-3

Ⅰ. ①身… Ⅱ. ①安… ②伊… ③蒋… Ⅲ. ①人体－
儿童读物 Ⅳ. ①R32-49

中国国家版本馆CIP数据核字(2024)第077921号

版权登记号: 01-2021-3242

Your Body Bones
Copyright©Aladdin Books 2024
Written by Anna Sandeman
Illustrated by Ian Thompson
An Aladdin Book
Designed and directed by Aladdin Books Ltd.
PO Box 53987London SW15 2SF
England

出 版 人： 王　磊

项目策划： 童立方·小行星
责任编辑： 张国良
特约编辑： 王　蓓　李静怡
装帧设计： 周含雪　方　舟
责任印制： 于浩杰　蔡　丽
法律顾问： 中咨律师事务所　殷斌律师

出　　版： 海豚出版社
地　　址： 北京市西城区百万庄大街24号
邮　　编： 100037
电　　话： 010-68325006（销售）010-68996147（总编室）
传　　真： 010-68996147
印　　刷： 河北彩和坊印刷有限公司
经　　销： 全国新华书店及各大网络书店
开　　本： 16开（889mm×1194mm）
印　　张： 14
字　　数： 60千
印　　数： 1-4000
版　　次： 2024年12月第1版　2024年12月第1次印刷
标准书号： ISBN 978-7-5110-6845-3
定　　价： 128.00元（全8册）

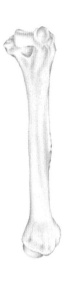

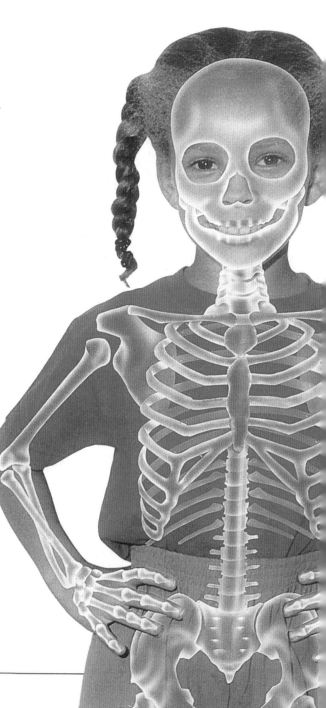

目　录

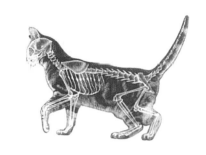

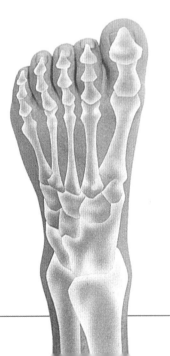

谁有骨骼?

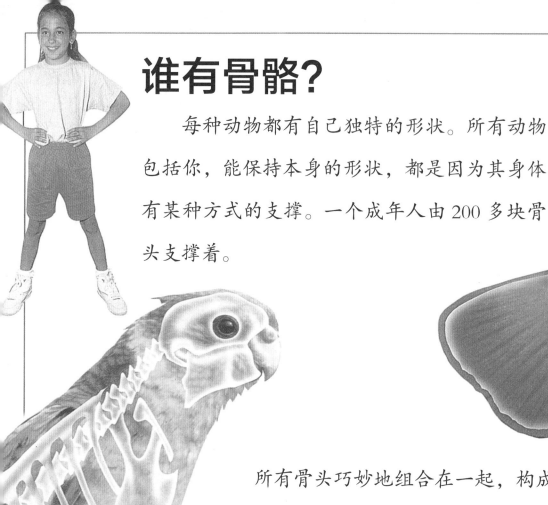

每种动物都有自己独特的形状。所有动物包括你，能保持本身的形状，都是因为其身体有某种方式的支撑。一个成年人由 200 多块骨头支撑着。

所有骨头巧妙地组合在一起，构成体内的骨架。人体骨骼的正中是脊柱，也叫脊椎。有脊椎的动物被称为脊椎动物，包括鸟类、爬行动物和鱼类等。

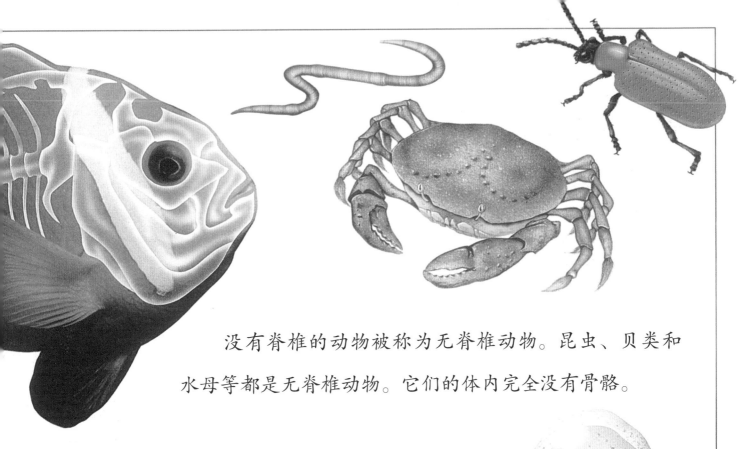

没有脊椎的动物被称为无脊椎动物。昆虫、贝类和水母等都是无脊椎动物。它们的体内完全没有骨骼。

你知道多少种动物？它们哪些是脊椎动物，哪些是无脊椎动物？哪一类的动物较多呢？

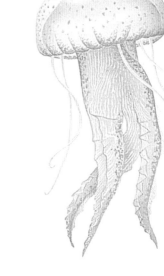

骨骼是什么?

有些人认为骨头是又干又脆的棍状物。可实际上,骨头与你身体其他部位一样富有生命力。在你一生中,它们不断地生长,改变形状,为你的身体提供必要的支撑。

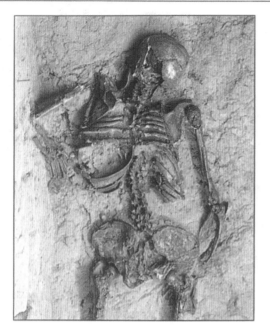

这副骨架已经有1,000多年的历史了。你的骨架和它很不一样。

没有骨骼你会变成什么样子?

骨头是由几种不同的部分组成。

骨髓

骨密质

6

骨的外层光滑且坚硬，叫做骨密质。骨的内部看起来比较像海绵，称为骨松质。

骨松质

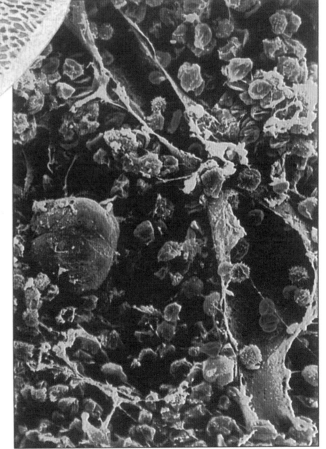

骨松质比骨密质轻，不过也很坚固。

许多骨头内都有一种富含脂肪的凝胶状组织叫做骨髓，骨髓能够生产大多数血细胞。

在右边这张放大的骨髓图中，你可以看到血细胞。

人体骨骼

刚出生时，你体内大约有300多块骨头，它们非常柔软。除了比较结实的骨头之外，还有一种叫做软骨的骨头。当你开始成长时，软骨硬化成骨，一些骨头长到一起。这个过程一直持续到你完全成年。成年后，你将只有200多块骨头，不过你的身高比你出生时高了三倍多！

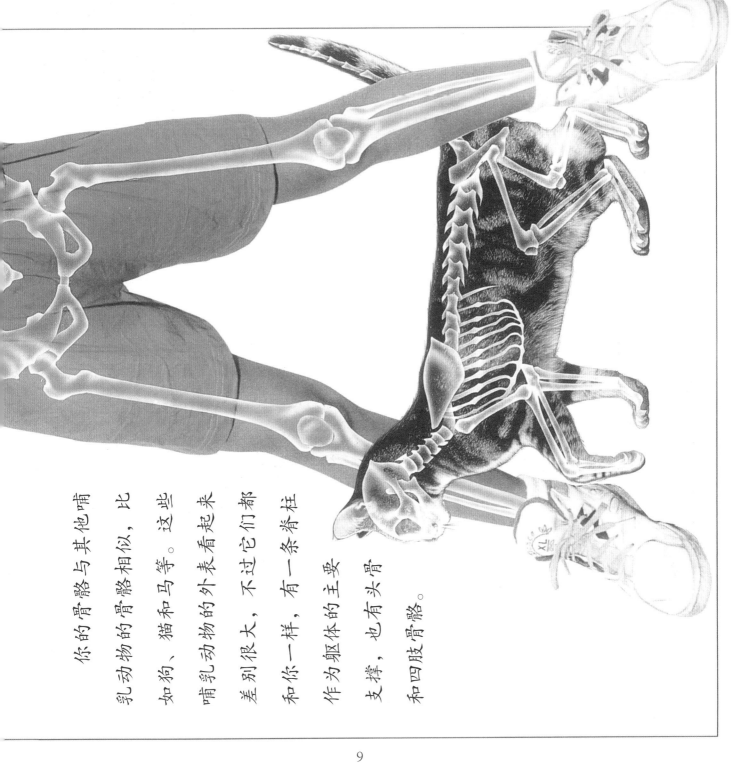

你的骨骼与其他哺乳动物的骨骼相似，比如狗、猫和马等。这些哺乳动物的外表看起来差别很大，不过它们都和你一样，有一条脊柱作为躯体的主要支撑，也有头骨和四肢骨骼。

脊 柱

摸一摸你的脊柱，它是顺滑的还是一节
一节的？脊柱有很多节，因为它并不是一根
长长的骨头，而是由一
串叫做椎骨的骨头构
成。椎骨赋予脊柱
更多的力量，还
能够让你的身
体弯曲、伸展
和扭转。

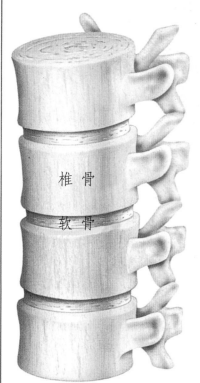

椎骨

软骨

椎骨之间有软骨衬垫，称为椎间盘。
它们仿佛小软垫一般，能够防止椎骨相
互摩擦。

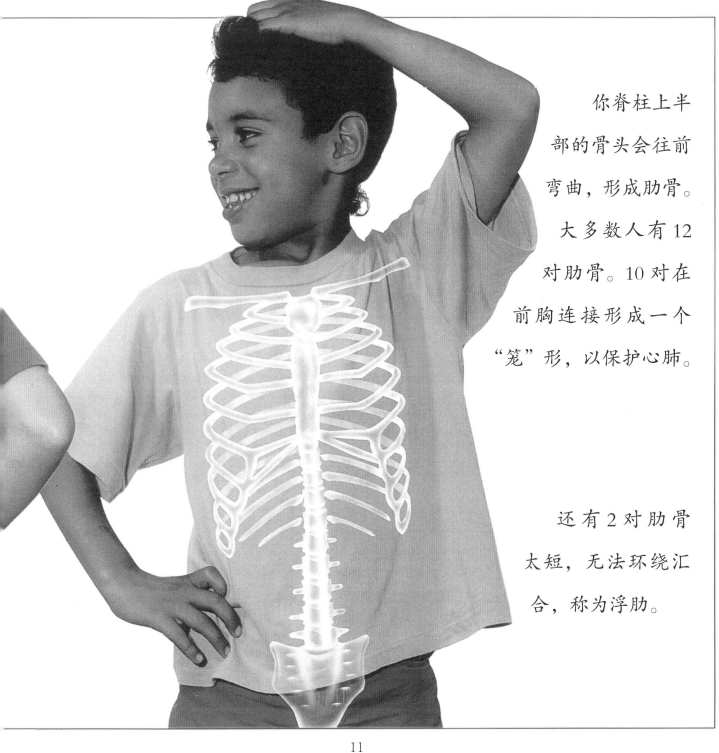

你脊柱上半部的骨头会往前弯曲，形成肋骨。大多数人有 12 对肋骨。10 对在前胸连接形成一个"笼"形，以保护心肺。

还有 2 对肋骨太短，无法环绕汇合，称为浮肋。

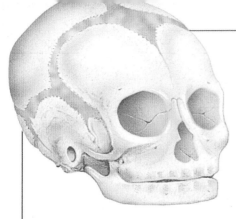

婴儿颅骨

颅 骨

颅骨保护着你的脑。它由大约 30 多块骨头组成，长在一起，形成一个"头盔"。

满一岁之前，你的颅骨骨骼之间是有空隙的，这意味着你出生时它们可以闭合或堆叠在一起，从而使头部顺利通过产道。颅骨骨骼大约在 1 岁后逐渐闭合。

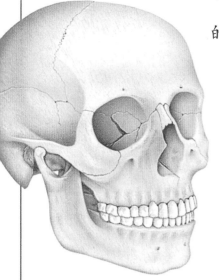

成人颅骨

许多骨头组合在一起构成你的颅骨。

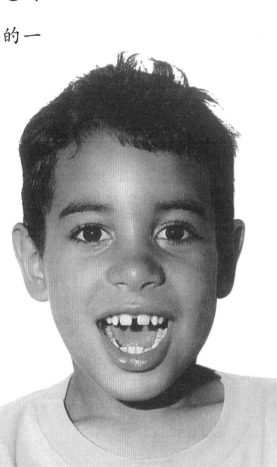

你脸部的骨头保护着你的眼睛和耳朵。你的眼睛由前额和颧骨保护。纤巧的内耳隐藏在你的颅骨内部。你体内最小的骨头镫骨就在那里，它的长度大约只有一粒大米的一半——2.6–3.4毫米。

颅骨中唯一能活动的一块是下颌骨。你的牙齿不是由骨头构成的，而是覆盖着牙釉质的牙本质。数一数你的牙齿，有多少颗是乳牙？有多少颗是恒牙？

手指、手和手臂

试着写一写你的名字，是不是觉得很轻松？那是因为你的手构造极为精妙！每只手有 27 块骨头，除了拇指有 2 块骨头外，其他手指均有 3 块。这些骨头使你的手能够弯曲握住笔。试试伸直你的手指写下你的名字。

在空中画一个圆，观察你的手在手腕处的转动。现在把手臂伸直，保持不动，试着用手在空中画个圆。你能轻松做到这个动作，是因为你的 8 块腕骨使你的手几乎能做任意动作。

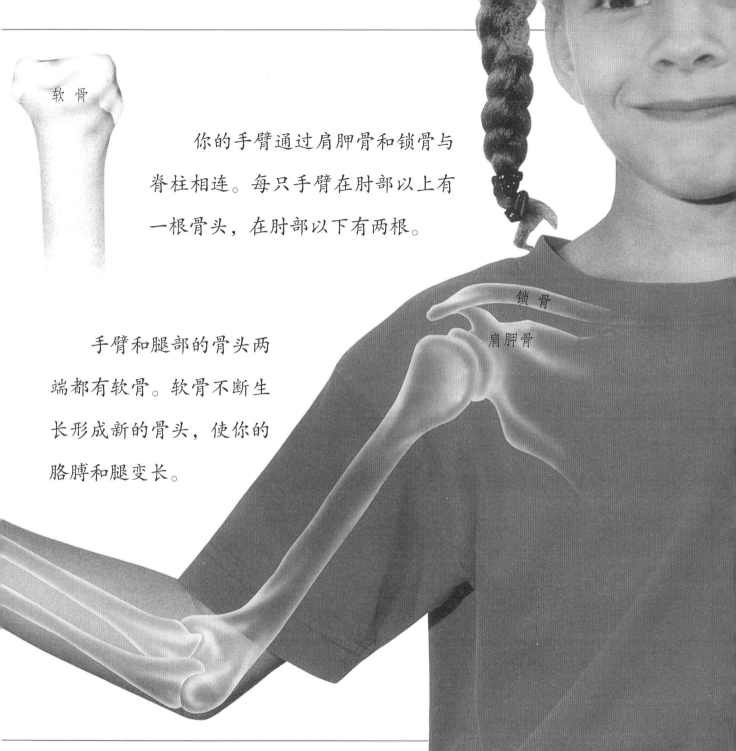

软骨

你的手臂通过肩胛骨和锁骨与脊柱相连。每只手臂在肘部以上有一根骨头，在肘部以下有两根。

手臂和腿部的骨头两端都有软骨。软骨不断生长形成新的骨头，使你的胳膊和腿变长。

锁骨

肩胛骨

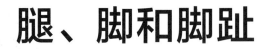

腿、脚和脚趾

腿骨通过一组称为骨盆的强壮骨骼连接到脊柱上。和手臂一样，每条腿都有三根较长的骨头支撑，一根在膝盖上方，两根在膝盖下方。

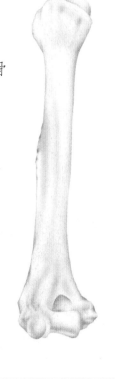

大腿骨是你体内最长的骨头。它占你身高的四分之一。量量你的大腿骨有多长？

臂骨

腿骨必须非常坚固才能承受整个身体的重量。和臂骨一样，每根腿骨的两端都比中段宽。这样能够增加骨头连接处的强度。

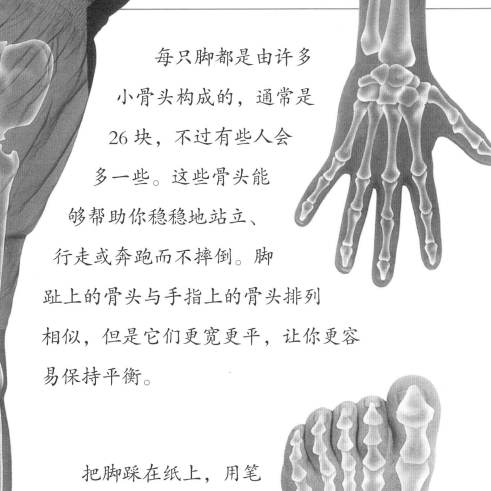

骨盆

每只脚都是由许多小骨头构成的，通常是26块，不过有些人会多一些。这些骨头能够帮助你稳稳地站立、行走或奔跑而不摔倒。脚趾上的骨头与手指上的骨头排列相似，但是它们更宽更平，让你更容易保持平衡。

把脚踩在纸上，用笔沿着脚的形状画一圈，再剪下来。让你的朋友们也这么做。比比看，你们的脚谁大谁小？

关　节

　　两块骨头相连的地方叫做关节，关节分为不动关节和可动关节。不动关节是不活动的，如颅骨中的关节。可动关节能够让你弯曲、扭动或转动身体的不同部位。

　　可动关节主要有两种。你的肘部和膝盖中有铰链关节，它们使你的胳膊和腿能够屈伸。这些关节只能朝一个方向移动，就像门的铰链一样。

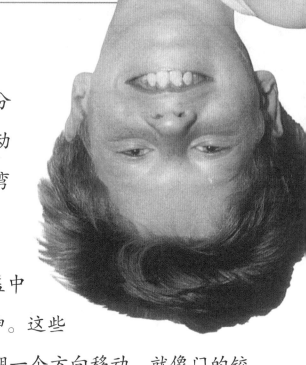

你的手指骨和脚趾骨之间也有铰链关节。

铰链关节

球窝关节可以朝任意方向转动。球窝关节位于你的肩膀和髋部，一根骨头的球形末端嵌入另一根骨头的杯状中空结构里。

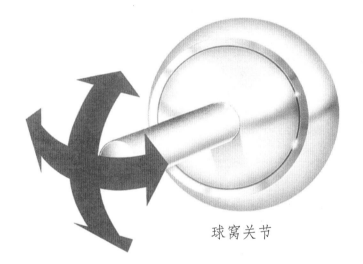

球窝关节

所有的关节表面都裹着一层特殊的液体，像润滑油一样帮助关节活动。骨骼的位置依靠一种强韧的带状组织——韧带固定，它们仿佛松紧带一般。

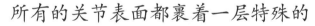

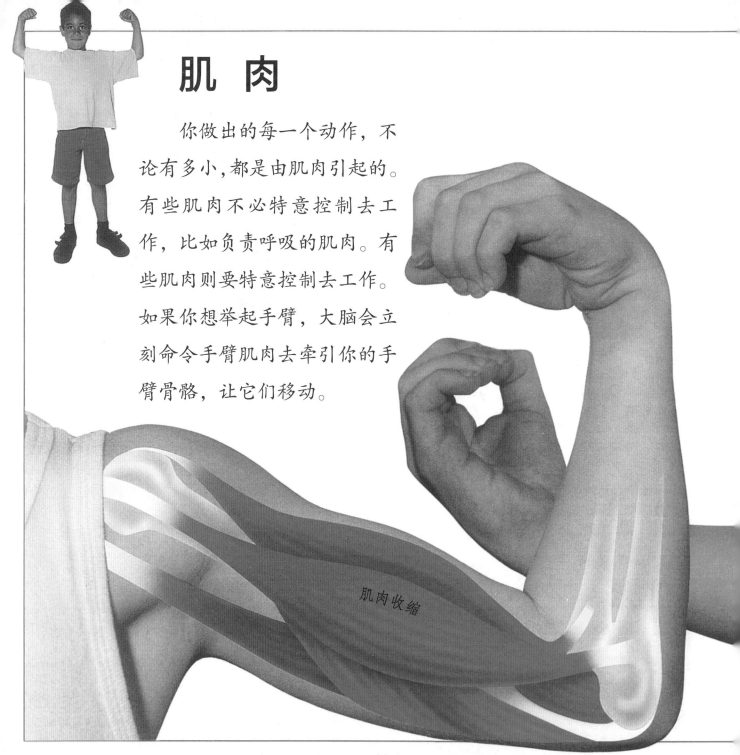

肌 肉

　　你做出的每一个动作，不论有多小，都是由肌肉引起的。有些肌肉不必特意控制去工作，比如负责呼吸的肌肉。有些肌肉则要特意控制去工作。如果你想举起手臂，大脑会立刻命令手臂肌肉去牵引你的手臂骨骼，让它们移动。

肌肉收缩

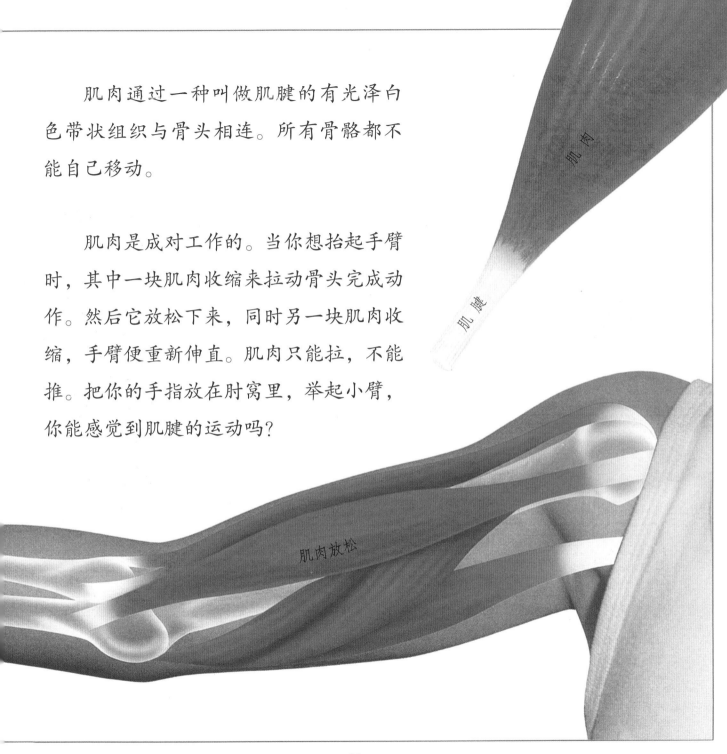

肌肉通过一种叫做肌腱的有光泽白色带状组织与骨头相连。所有骨骼都不能自己移动。

肌肉是成对工作的。当你想抬起手臂时，其中一块肌肉收缩来拉动骨头完成动作。然后它放松下来，同时另一块肌肉收缩，手臂便重新伸直。肌肉只能拉，不能推。把你的手指放在肘窝里，举起小臂，你能感觉到肌腱的运动吗？

肌肉

肌腱

肌肉放松

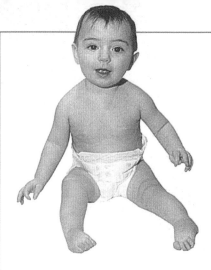

骨骼生长

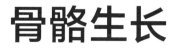

　　在成长的不同阶段，骨骼也在以不同的速度生长。刚出生时，你的身长大约为 48 厘米。2 岁时，你的身高几乎可以长到刚出生时的两倍！3~10 岁，骨骼生长速度会变慢。之后会再次加快，直到 20 岁左右才停止。

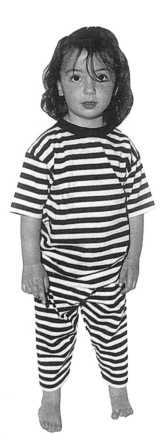

　　你的身体需要各种富含营养的食物来强健骨骼。鱼、肉、奶酪、坚果、鸡蛋和牛奶都是能够强身健体的食品。你每天都应该吃一些新鲜水果和蔬菜。它们所含的维生素可以帮助你的身体抵御疾病。

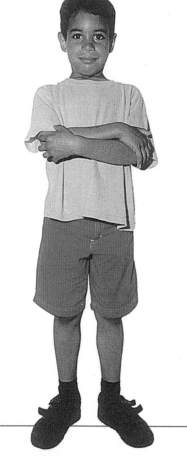

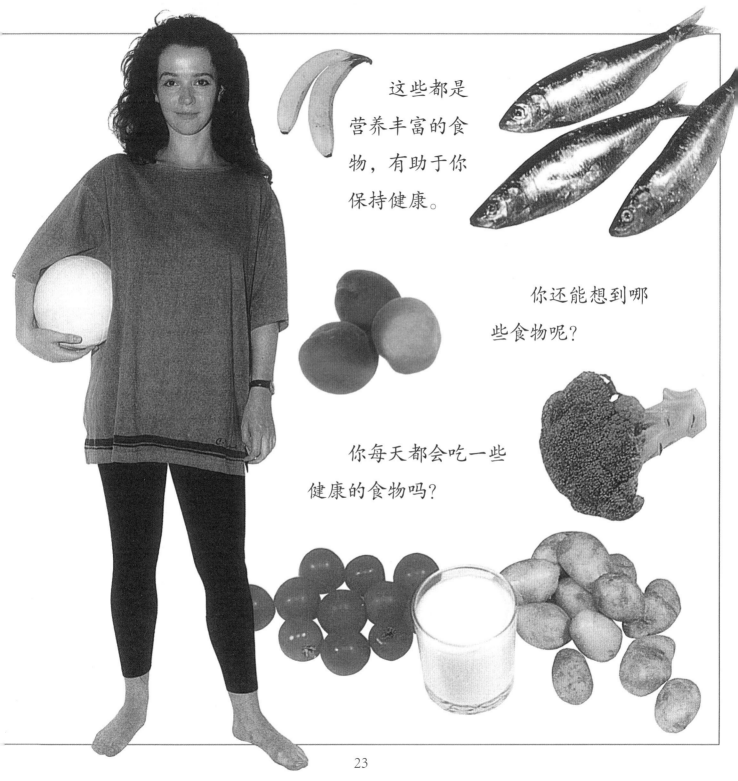

这些都是营养丰富的食物，有助于你保持健康。

你还能想到哪些食物呢?

你每天都会吃一些健康的食物吗?

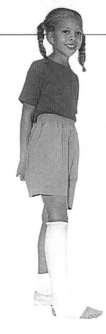

骨 折

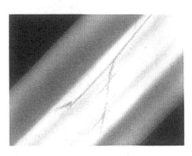

青枝骨折

尽管健康的骨头非常强韧，但它仍然可能会断裂。如果一根骨头遭到剧烈撞击，或者关节反向弯曲角度太大，就会折断。

骨折分为几种不同类型。青枝骨折是最不严重的，因为骨头只有局部出现断裂。单纯性骨折则是骨头断裂为两半。在复合性骨折中骨头不仅断裂，断裂部位还会刺穿皮肤。

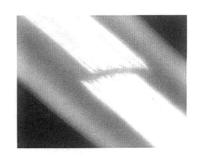

单纯性骨折

你骨折过吗？制作一张表格，记录朋友中有多少人骨折过，分别是哪些骨头，又用多长时间愈合。

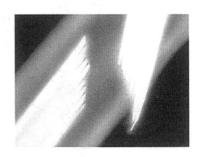

复合性骨折

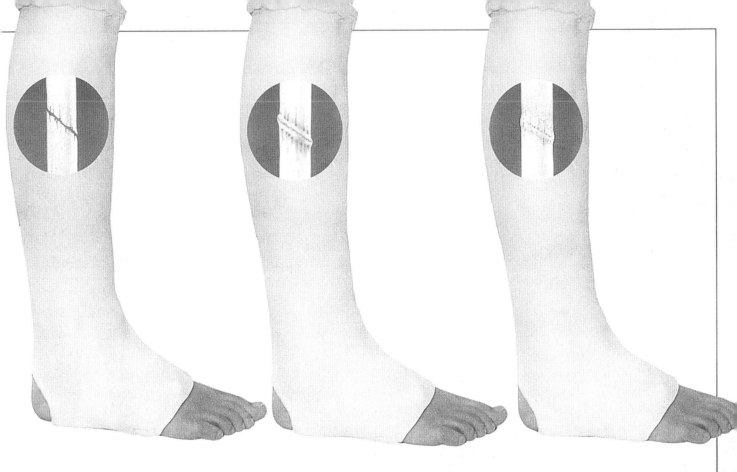

　　所有骨折的愈合过程都一样。首先，形成血凝块填补断
裂面之间的空隙。接着骨细胞开始在断裂面生长，新的骨头
渐渐长出来填补空隙。石膏能够帮助断裂的骨骼固定复位。
骨折愈合通常需要12周左右。

你知道吗？

你脖子的骨头数量与长颈鹿的相同，都是七根。

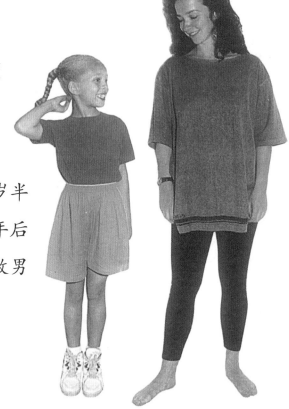

大多数女孩在 7 岁半时身高就达到她们成年后的四分之三，而大多数男孩要等到 9 岁。

婴儿和举重运动员的肌肉数量是一样的，都有超过 600 块！

26

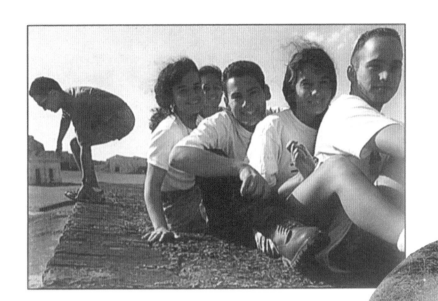

你体内最大的
一块肌肉是臀大肌。

24 小时内，你的
眼部肌肉可以运动超
过 100,000 次。你睡觉
和做梦的时候，它们
动得最多。

术语表

骨架：支撑你身体的骨骼结构。

骨折：骨骼断裂的现象。

关节：两块骨骼相连的地方。有些不能动，有些能动。

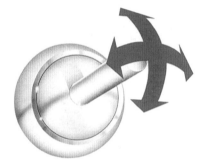

软骨：支撑关节的一类身体组织，帮助关节灵活运动。

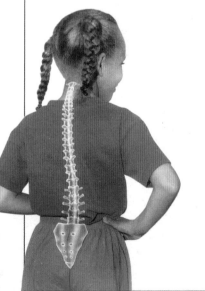

椎骨：相互连接构成脊柱的骨骼。

脊椎：一条位于骨架中央的柱状结构。

椎间盘：在脊椎骨之间起缓冲作用的软骨。

韧带：将骨骼连接在一起的强韧带状物。

身体运转的秘密

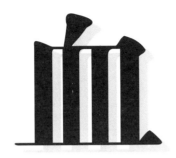 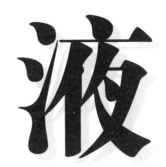

血液

[英]安娜·桑德曼◎著　[英]伊恩·汤普森◎绘　蒋　芳◎译

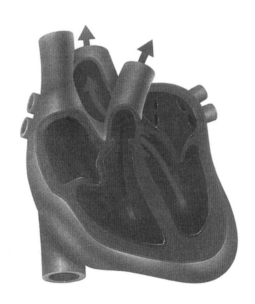

海豚出版社
DOLPHIN BOOKS
CICG 中国国际传播集团

图书在版编目（CIP）数据

身体运转的秘密. 血液 ／（英）安娜·桑德曼著；
（英）伊恩·汤普森绘；蒋芳译. -- 北京：海豚出版社，
2024.12

ISBN 978-7-5110-6845-3

Ⅰ. ①身… Ⅱ. ①安… ②伊… ③蒋… Ⅲ. ①人体—
儿童读物 Ⅳ. ①R32-49

中国国家版本馆CIP数据核字(2024)第077512号

版权登记号：01-2021-3242

Your Body Blood
Copyright©Aladdin Books 2024
Written by Anna Sandeman
Illustrated by Ian Thompson
An Aladdin Book
Designed and directed by Aladdin Books Ltd.
PO Box 53987London SW15 2SF
England

出 版 人：　王　磊

项目策划：　童立方·小行星
责任编辑：　张国良
特约编辑：　王　蓓　李静怡
装帧设计：　周含雪　方　舟
责任印制：　于浩杰　蔡　丽
法律顾问：　中咨律师事务所　殷斌律师

出　　版：　海豚出版社
地　　址：　北京市西城区百万庄大街24号
邮　　编：　100037
电　　话：　010-68325006（销售）010-68996147（总编室）
传　　真：　010-68996147
印　　刷：　河北彩和坊印刷有限公司
经　　销：　全国新华书店及各大网络书店
开　　本：　16开（889mm×1194mm）
印　　张：　14
字　　数：　60千
印　　数：　1-4000
版　　次：　2024年12月第1版　2024年12月第1次印刷
标准书号：　ISBN 978-7-5110-6845-3
定　　价：　128.00元（全8册）

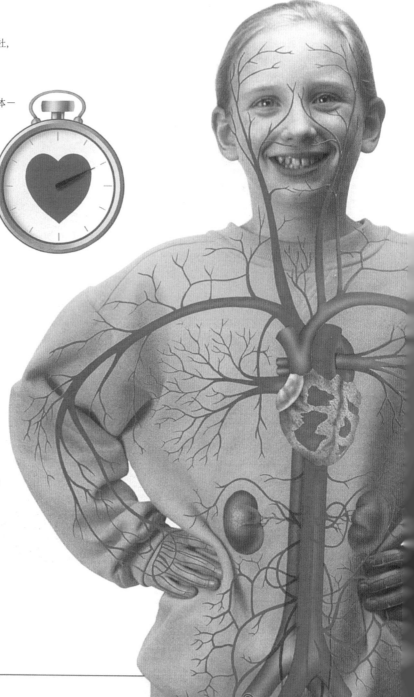

目　录

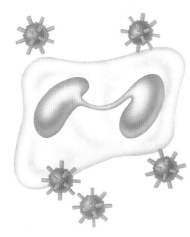

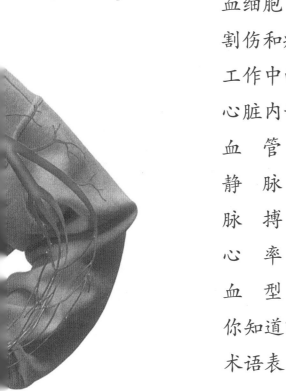

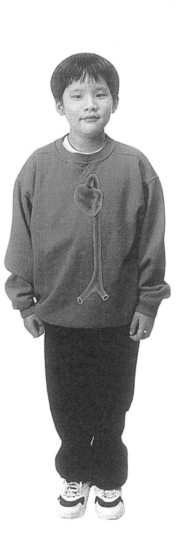

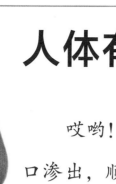

人体有多少血液？

　　哎哟！你被割伤后，血会从伤口渗出，顺着手指滴落。血液是温热的，还有点儿黏糊糊的。

　　如果你被割伤了，应该及时清洁和包扎伤口，以防止细菌进入。如果伤口很小，它会很快愈合。

　　如果伤口很深，你可能需要把伤口缝合起来，直到伤口愈合。

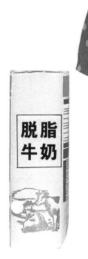

脱脂牛奶

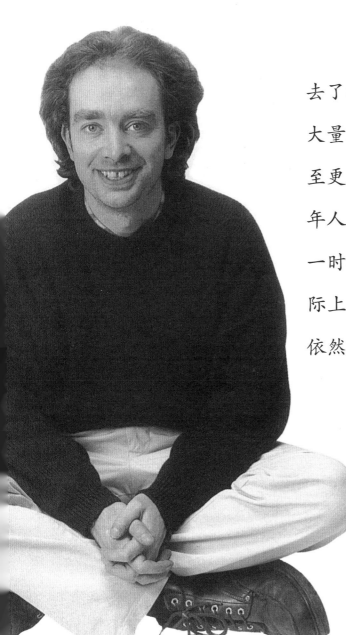

被割伤的时候，你可能会觉得自己失去了很多血。不过别担心，你身体里还有大量血液。一个 3 岁孩子的体内有一升甚至更多的血，足以装满一个大牛奶盒，成年人的血液量则是孩子的五倍。你的身体一时之间失去几滴血不会有任何感觉。实际上，即使你失去体内三分之一的血液，依然可以活下来。

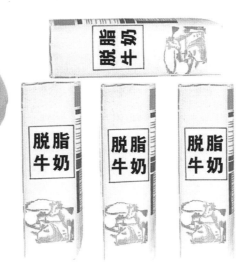

血液的作用

血液像湍急的河流一样在你全身流淌。你体内流动的血液被称为血流，它携带着维持你身体生长和维持健康所需要的营养。

血液也可以带走废物，帮助你的身体抵御疾病、愈合伤口。

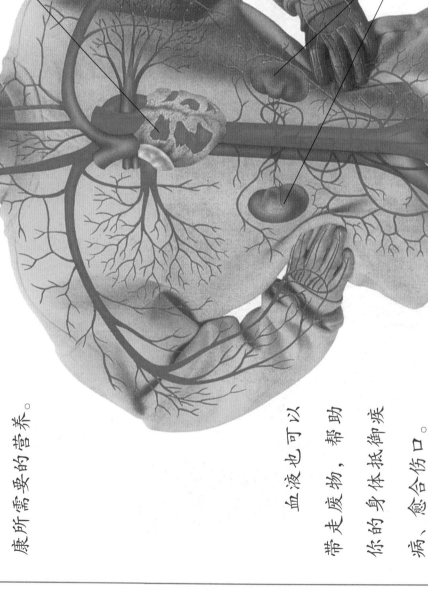

心脏

肾脏

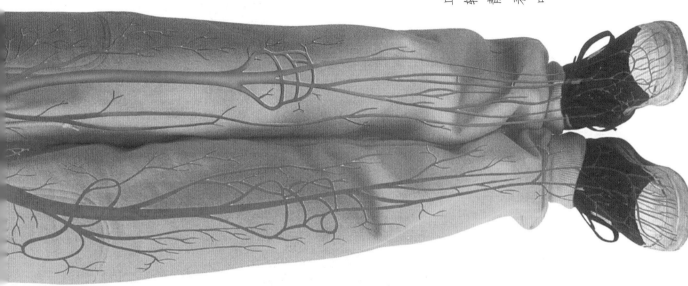

血液的主要成份是

血浆，它是一种微黄的

液体，把通过饮食摄取

的营养成分输送到身体

各个部位。

血浆还把血液输送

到肾脏，然后由肾脏对

血液进行过滤，滤出废

物。你去厕所时，这些

废物再被排泄出去。

净化过的血液回到

你的血流中，继续在你

体内循环。

血液由心脏泵出，

输送至全身，流经

静脉（图中以蓝色

表示）和动脉（图

中以红色表示）。

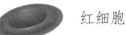
红细胞

血细胞

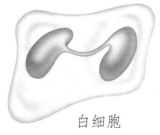
白细胞

　　血浆中漂浮着大量的红细胞和白细胞。你体内的红细胞比白细胞多得多，所以血液呈现红色。

　　在肺部，红细胞从你吸入的空气中获取氧气，并把它输送到身体各个部位。红细胞一边释放氧气，一边收集一种叫做二氧化碳的气体，并将它带回肺部，二氧化碳随呼吸被呼出体外。

在肺部，血液将二氧化碳置换为氧气。

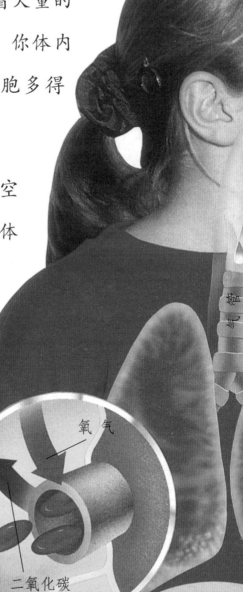

气管

氧气

肺

二氧化碳

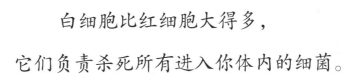

白细胞比红细胞大得多，

它们负责杀死所有进入你体内的细菌。

有些细菌非常强大，甚至能杀死白细胞。如果你的身体受到大量细菌的攻击，它会产生额外的白细胞来消灭这些细菌。

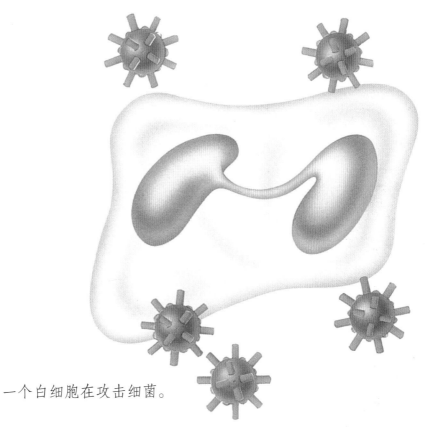

一个白细胞在攻击细菌。

割伤和瘀伤

被割伤后，

起初，血液会迅速流出，

不过只要伤口不是很深，很快就会

停止流血。

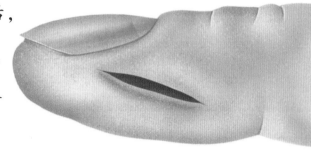

血液中的特殊修复细胞就像胶水一样，

能够把小血滴黏在一起形成血凝块。

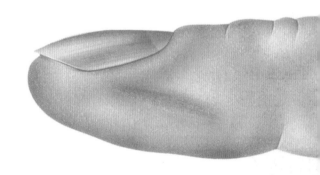

血凝块如同一个塞子，阻止更多的血液流出，

同时也阻止细菌进入。随后血凝块变干结痂，在新

的皮肤长好之后会自然脱落。

你上次身体有瘀伤是什么时候？又是怎么发生的呢？

如果你的身体遭受重重地撞击，就会形成瘀伤。血液漏进你的皮肤，并在皮肤表面形成一块青黑色的痕迹，这就是瘀伤。几天后，瘀伤变为黄色，渗透到皮肤里的血液被慢慢分解，瘀伤便会逐渐消退。

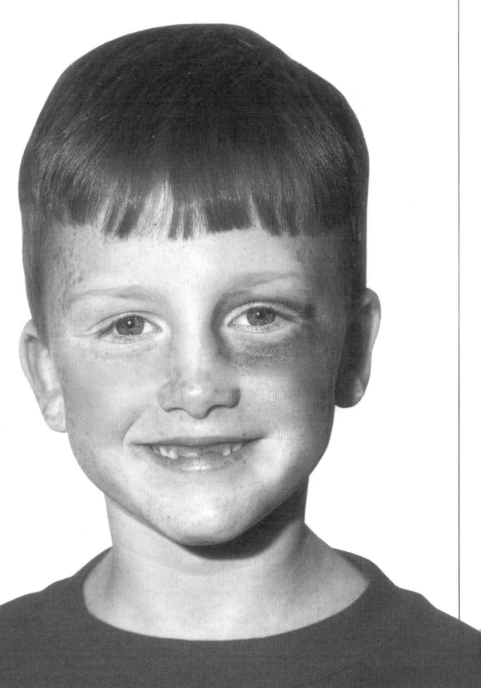

工作中的心脏

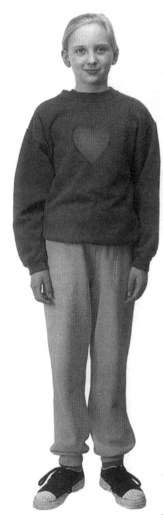

血液通过心脏泵入全身。假如没有心脏，血液会迅速向下汇聚在你的腿和脚里面！早在你出生之前，你的心脏就开始跳动了。它会在你体内日夜不停地工作，并持续一生。

你的心脏和你的拳头差不多大。将身体站直，手掌贴在胸前慢慢移动，直到你感受到一种起伏，这就是你的心跳。

现在，把你的耳朵贴在一位朋友的胸前，听一听对方的心跳。你应该能听到每次跳动有"咚咚"两声。

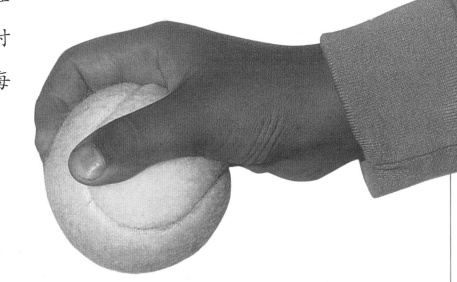

用一只手使劲地捏一个球，你需要有非常强壮的肌肉才能捏动。你的心脏正是由强壮的心肌构成的，每次心脏跳动时，其挤压的力量足以将你的血液泵出，注入动脉。

心脏内部

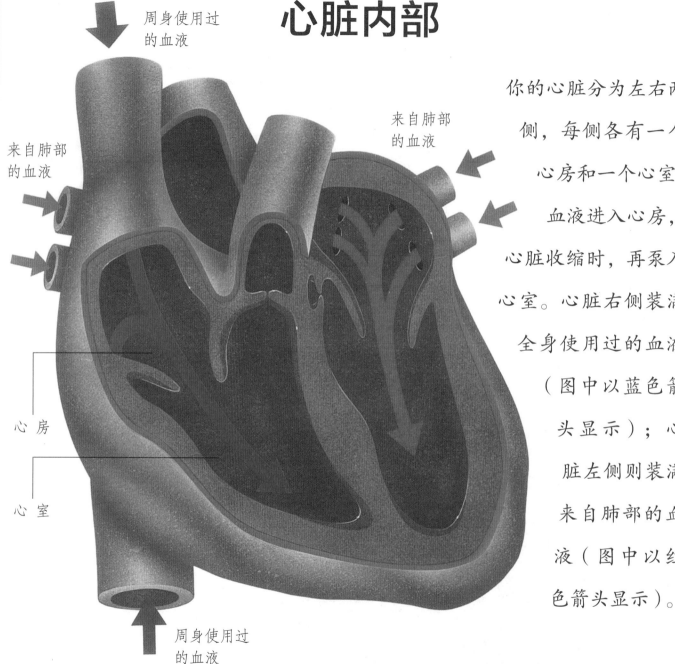

周身使用过
的血液

来自肺部
的血液

来自肺部
的血液

心房

心室

周身使用过
的血液

你的心脏分为左右两侧，每侧各有一个心房和一个心室，血液进入心房，心脏收缩时，再泵入心室。心脏右侧装满全身使用过的血液（图中以蓝色箭头显示）；心脏左侧则装满来自肺部的血液（图中以红色箭头显示）。

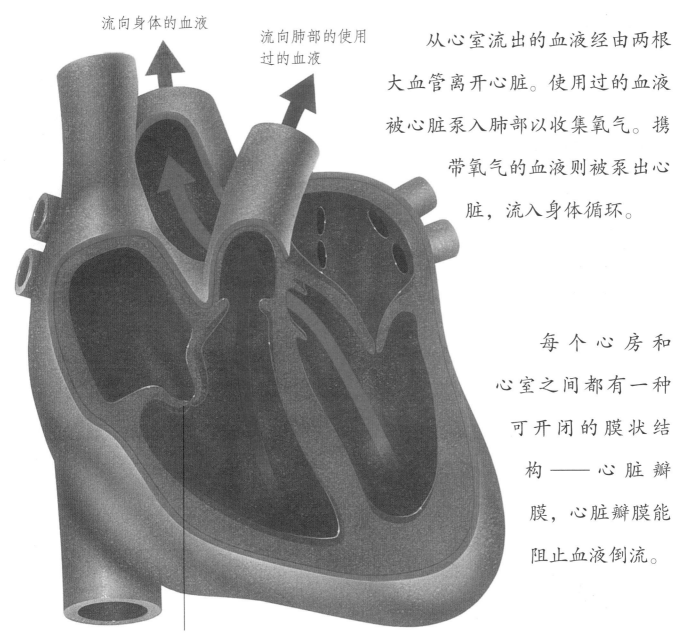

流向身体的血液

流向肺部的使用过的血液

心脏瓣膜

从心室流出的血液经由两根大血管离开心脏。使用过的血液被心脏泵入肺部以收集氧气。携带氧气的血液则被泵出心脏，流入身体循环。

每个心房和心室之间都有一种可开闭的膜状结构——心脏瓣膜，心脏瓣膜能阻止血液倒流。

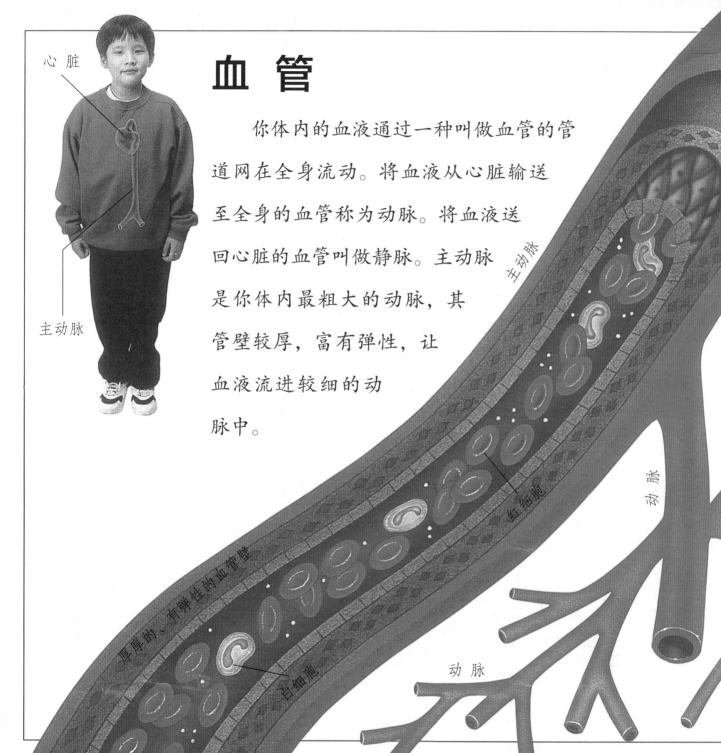

血 管

　　你体内的血液通过一种叫做血管的管道网在全身流动。将血液从心脏输送至全身的血管称为动脉。将血液送回心脏的血管叫做静脉。主动脉是你体内最粗大的动脉，其管壁较厚，富有弹性，让血液流进较细的动脉中。

心 脏

主动脉

主动脉

红细胞

厚厚的、有弹性的血管壁

白细胞

动 脉

动 脉

16

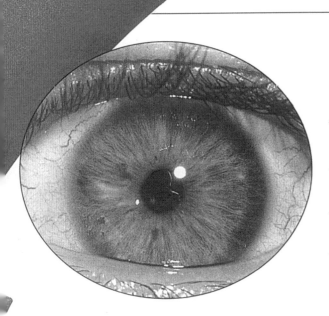

动脉会分支出越来越细的血管，遍布你身体的每个部位。最细的血管叫做毛细血管，其管径大小一次只能容纳一个红细胞单行通过。仔细看看你的眼睛，你所看到的红血丝就是毛细血管。

你有没有注意到，当你赛跑或剧烈运动之后，你的脸常常会变红？你知道为什么会这样吗？

当体温升高，毛细血管会扩张，使更多的血液靠近皮肤表面以达到降温效果。

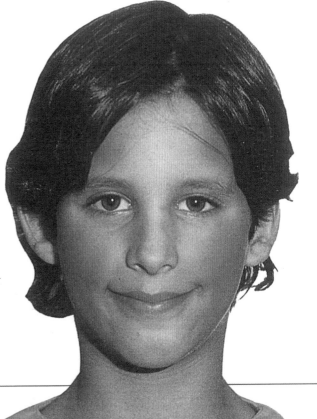

静 脉

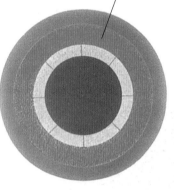

动 脉　　肌 肉

静 脉

血液从毛细血管流进最小的静脉分支。静脉与动脉相似，常常彼此相邻。但静脉更靠近皮肤表面。与动脉相比，静脉管径更小，管壁更薄，只有很薄的一层肌肉。与心脏相似，静脉也有瓣膜，以阻止血液倒流。

红细胞

静脉

瓣膜

白细胞

静脉中的血液比动脉中的血液含氧量少，使它呈现一种暗淡的紫红色。轻轻向后弯你的手腕，看看你的静脉血管是否呈蓝色。

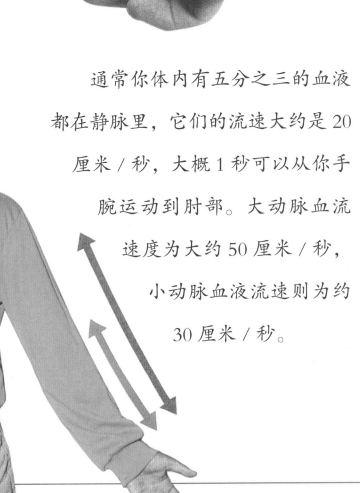

通常你体内有五分之三的血液都在静脉里，它们的流速大约是20厘米／秒，大概1秒可以从你手腕运动到肘部。大动脉血流速度为大约50厘米／秒，小动脉血液流速则为约30厘米／秒。

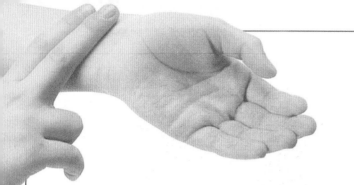

脉 搏

　　心脏每次跳动时，都会把血液推入动脉，使动脉搏动。搏动的速度称为脉搏频率。最容易摸到脉搏的位置是你的手腕。把一只手的指尖按在另一只手拇指下方的手腕处，一分钟内你能感觉到多少次跳动？

　　成年人的心脏每分钟跳动约60-100次。孩子的心跳更快一些。通常情况下，动物体形越大，心跳越慢。比较一下图中动物们的心跳吧！

老鼠
每分钟 500-600 次

金丝雀
每分钟 800 次

婴儿
每分钟 120-140 次

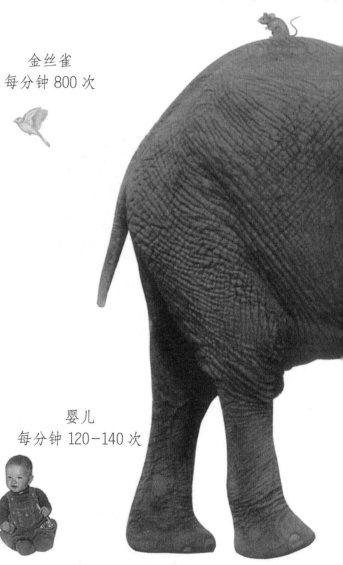

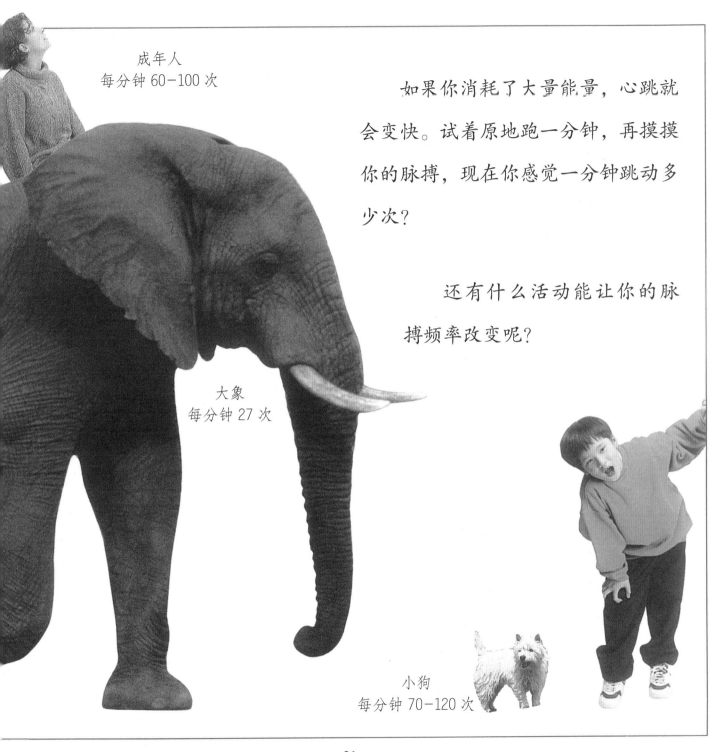

成年人
每分钟 60-100 次

如果你消耗了大量能量，心跳就会变快。试着原地跑一分钟，再摸摸你的脉搏，现在你感觉一分钟跳动多少次？

还有什么活动能让你的脉搏频率改变呢？

大象
每分钟 27 次

小狗
每分钟 70-120 次

心 率

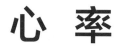

心脏每分钟跳动的次数称为心率。如果你消耗了大量能量，你的大脑会向心脏发送信号，命令它向你的肌肉输送更多的血液。这时，你的心率会加快，脉搏也会加快。

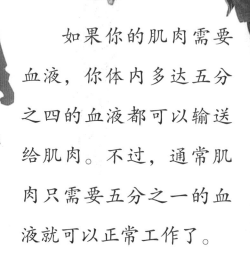

如果你的肌肉需要血液，你体内多达五分之四的血液都可以输送给肌肉。不过，通常肌肉只需要五分之一的血液就可以正常工作了。

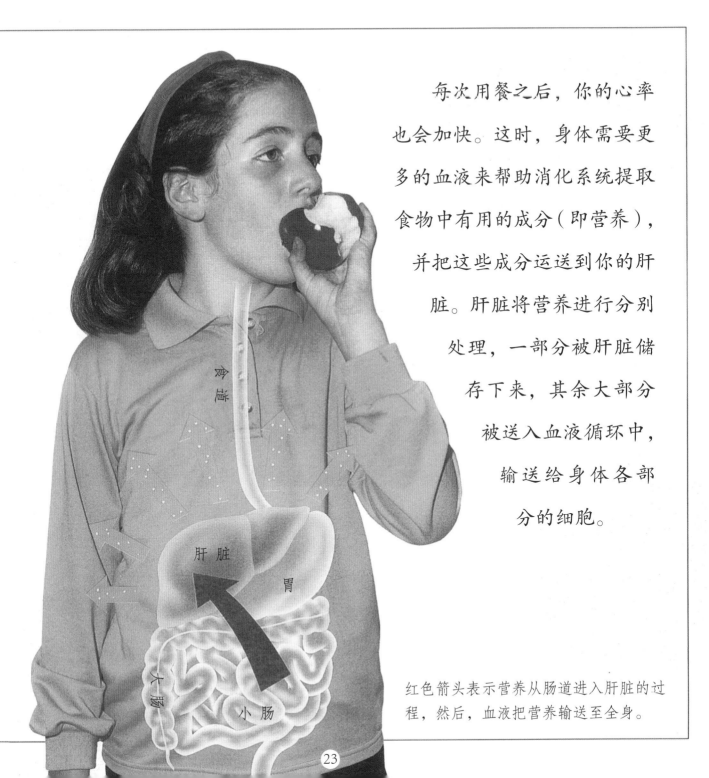

每次用餐之后，你的心率也会加快。这时，身体需要更多的血液来帮助消化系统提取食物中有用的成分（即营养），并把这些成分运送到你的肝脏。肝脏将营养进行分别处理，一部分被肝脏储存下来，其余大部分被送入血液循环中，输送给身体各部分的细胞。

食道

肝脏

胃

大肠

小肠

红色箭头表示营养从肠道进入肝脏的过程，然后，血液把营养输送至全身。

23

血 型

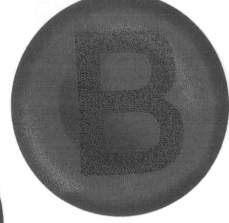

我们的血液并不完全相同。人的血型主要分为四种——A型、B型、AB型和O型。在一些国家，某个血型比其他血型更为常见。世界上接近一半的人是O型血。

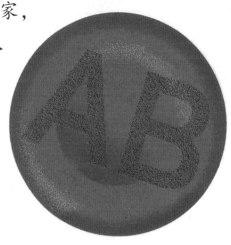

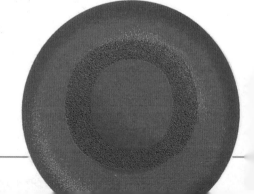

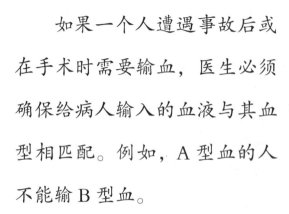

如果一个人遭遇事故后或在手术时需要输血，医生必须确保给病人输入的血液与其血型相匹配。例如，A型血的人不能输B型血。

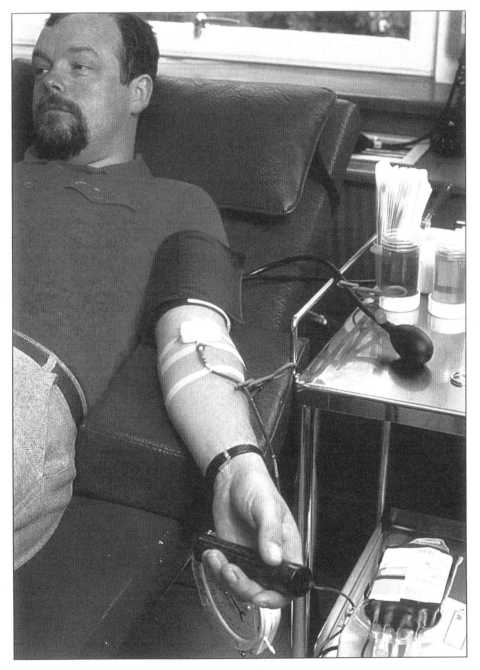

医疗用血由献血者提供给医院，任何健康的成年人都可以献血。献血时，护士会扎破一根静脉，抽取约 400 毫升血液。除了扎针时的刺痛和可能的轻微头晕外，献血者通常不会有其他不适感。采集的血液会被封入袋中，存放在医院的冷库里备用。

你知道吗？

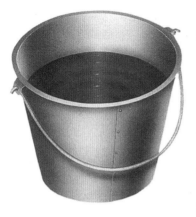

你的心脏每分钟输送给全身的血液超过 4.5 升（约一个铁桶的一半容量），每天大约能输送 8,000 升。

你体内所有的毛细血管连接起来可以环绕地球两圈半。

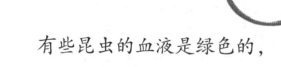

有些昆虫的血液是绿色的，而龙虾的血液是蓝色的。

曾经有医生用水蛭给病人吸血，他们认为这样能够把疾病抽出体外。

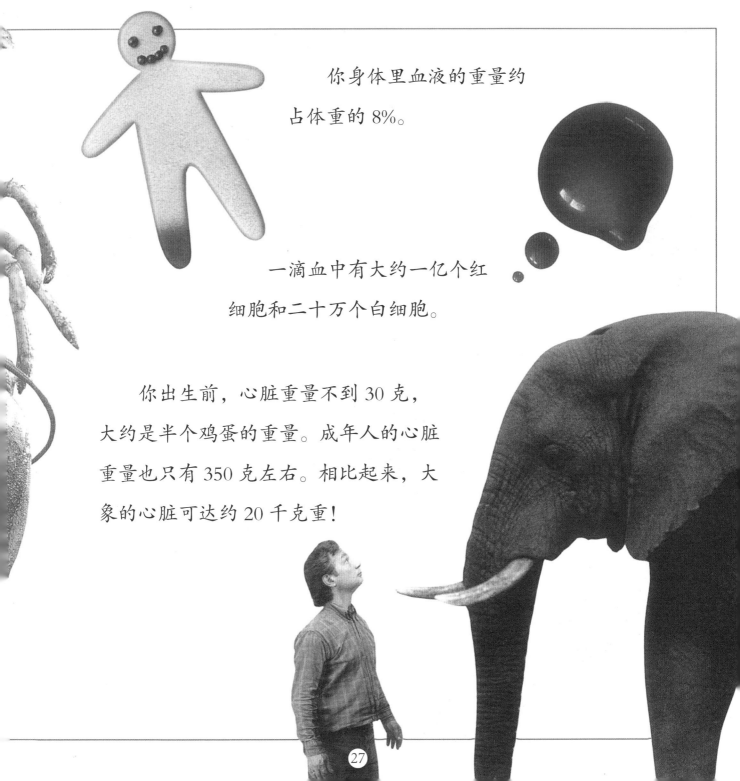

你身体里血液的重量约占体重的 8%。

一滴血中有大约一亿个红细胞和二十万个白细胞。

你出生前，心脏重量不到 30 克，大约是半个鸡蛋的重量。成年人的心脏重量也只有 350 克左右。相比起来，大象的心脏可达约 20 千克重！

术语表

动脉： 将血液从心脏输送至全身的血管。

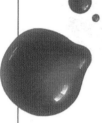

静脉： 将全身的血液送回心脏的血管。

心脏： 将血液输送至全身的器官。

脉搏： 你能够感受到的动脉的搏动。

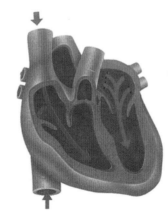

血浆： 血液的液体成分。

血流： 血液通过血管在全身流动的现象。

主动脉： 人体内最粗大的动脉血管。

身体运转的秘密

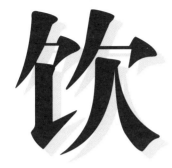

饮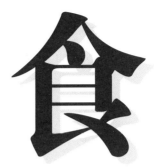食

[英]安娜·桑德曼◎著　[英]伊恩·汤普森◎绘　蒋　芳◎译

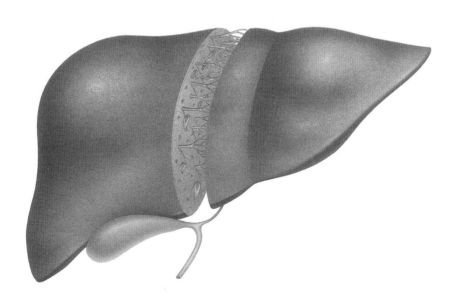

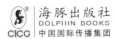
海豚出版社
DOLPHIN BOOKS
中国国际传播集团

图书在版编目（CIP）数据

身体运转的秘密. 饮食 ／（英）安娜·桑德曼著；
（英）伊恩·汤普森绘；蒋芳译. -- 北京：海豚出版社，
2024.12

ISBN 978-7-5110-6845-3

Ⅰ. ①身… Ⅱ. ①安… ②伊… ③蒋… Ⅲ. ①人体－
儿童读物 Ⅳ. ①R32-49

中国国家版本馆CIP数据核字(2024)第077510号

版权登记号：01-2021-3242

Your Body Eating
Copyright©Aladdin Books 2024
Written by Anna Sandeman
Illustrated by Ian Thompson
An Aladdin Book
Designed and directed by Aladdin Books Ltd.
PO Box 53987London SW15 2SF
England

出 版 人： 王 磊

项目策划： 童立方·小行星
责任编辑： 张国良
特约编辑： 王 蓓 李静怡
装帧设计： 周含雪 方 舟
责任印制： 于浩杰 蔡 丽
法律顾问： 中咨律师事务所 殷斌律师

出 版： 海豚出版社
地 址： 北京市西城区百万庄大街24号
邮 编： 100037
电 话： 010-68325006（销售）010-68996147（总编室）
传 真： 010-68996147
印 刷： 河北彩和坊印刷有限公司
经 销： 全国新华书店及各大网络书店
开 本： 16开（889mm×1194mm）
印 张： 14
字 数： 60千
印 数： 1-4000
版 次： 2024年12月第1版 2024年12月第1次印刷
标准书号： ISBN 978-7-5110-6845-3
定 价： 128.00元（全8册）

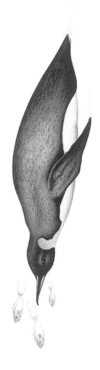

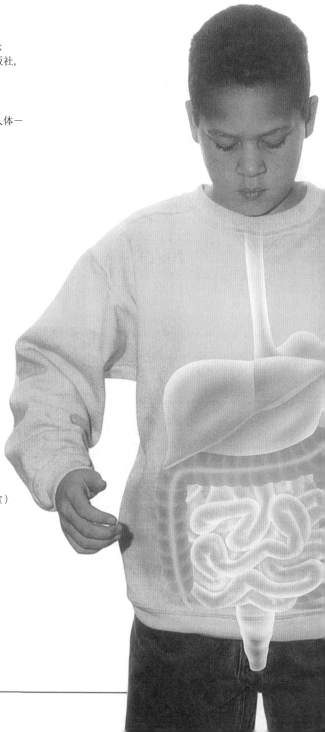

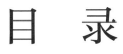

目　录

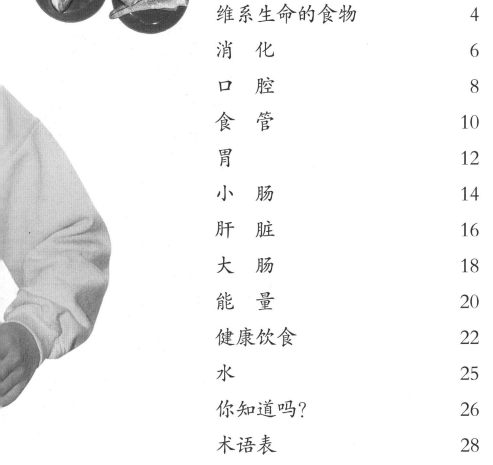

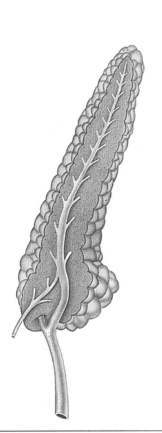

维系生命的食物

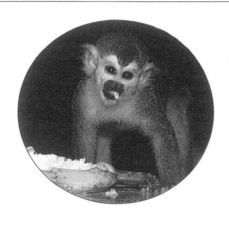

所有的动物都必须进食才能生存。食物为身体提供能量，为身体生长提供原料。食物还有助于治愈受伤或生病的身体部位。

动物所吃的食物种类取决于其生活环境、体形大小及力量。只要是能找得到的东西，猴子几乎都吃。企鹅潜入寒冷的南极周边的海域里捕食鱼类，它们能一口吞下一整条鱼。狮子在炎热的非洲大草原上追捕斑马。

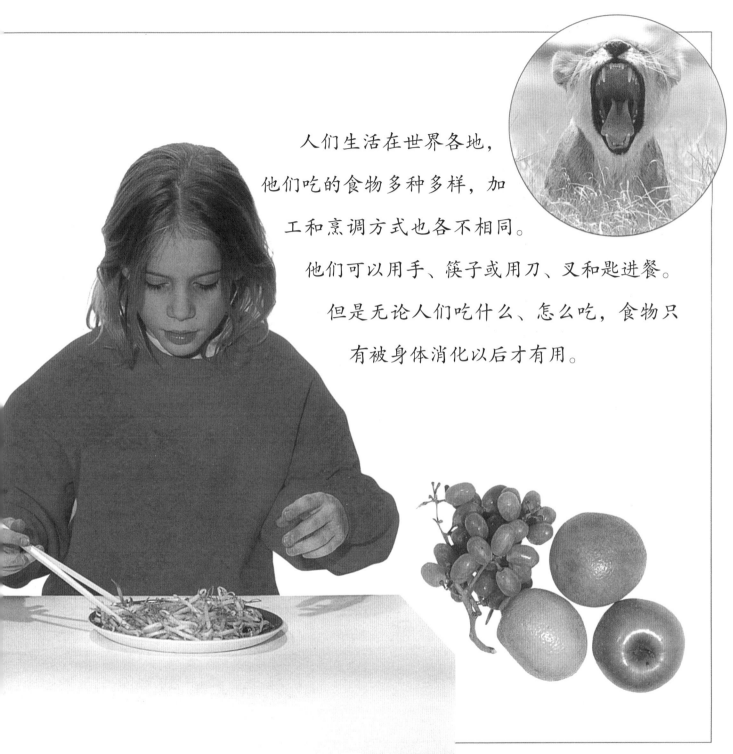

人们生活在世界各地，他们吃的食物多种多样，加工和烹调方式也各不相同。

他们可以用手、筷子或用刀、叉和匙进餐。

但是无论人们吃什么、怎么吃，食物只有被身体消化以后才有用。

5

消 化

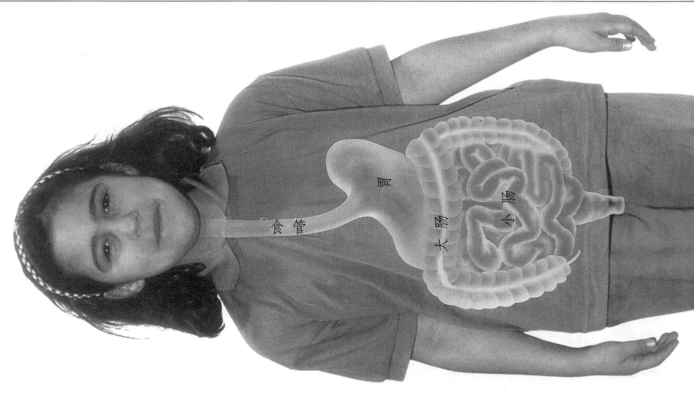

食管

胃

大肠

小肠

食物进入人口中后，消化就开始了。随着食物进入你的消化系统，消化过程将持续 18–24 小时。消化系统由消化道和消化腺两大部分组成。它们的大小、形状和长度各不相同。

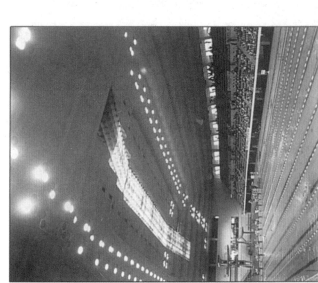

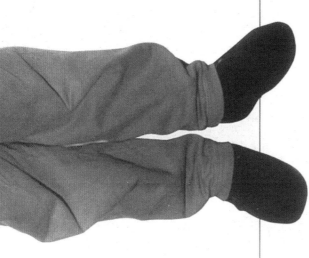

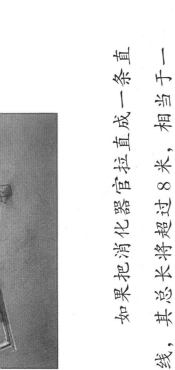

如果把消化器官拉直成一条直线，其总长将超过 8 米，相当于一个标准游泳池的宽度！

你的身体会慢慢地消化食物，把食物分解成越来越小的碎片，并分成两类：营养和废物。营养会从消化系统进入血液，消化就完成了，然后血液把营养输送至全身。

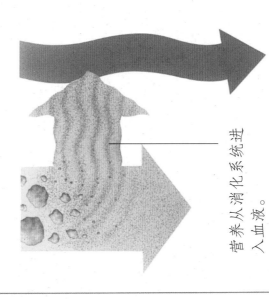

食物在消化系统中被分解。

营养从消化系统进入血液。

7

口 腔

你口腔里的每个部分都各司其职。当你吃苹果时，会用门牙咬住苹果。你上、下颌中间的四颗牙齿，称为切牙，用于切割食物。切牙两边又尖又利的牙齿叫做尖牙，用于切碎和撕碎食物。

你的舌头把用切牙切割下来的块状苹果推给磨牙进行咀嚼。

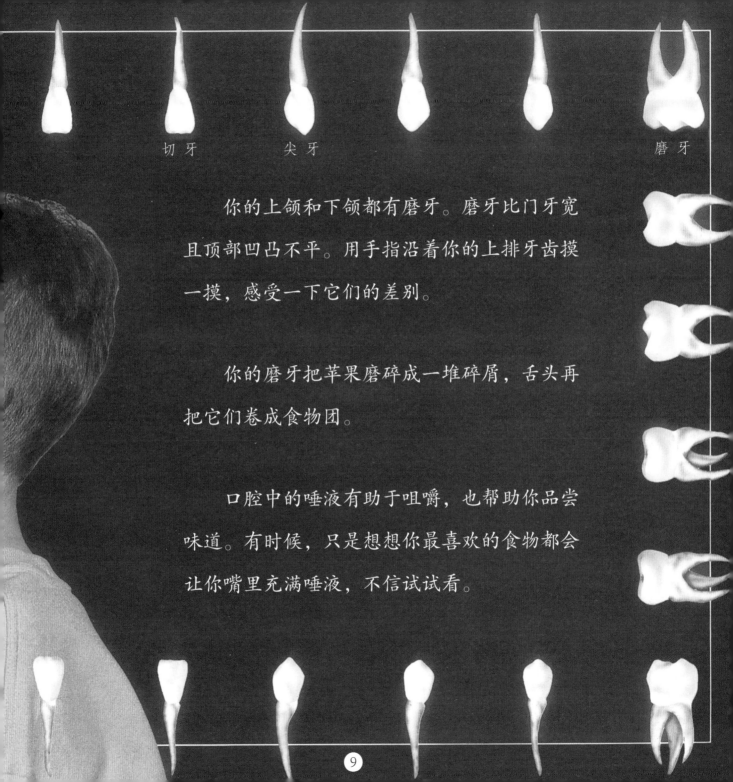

切牙　　　　尖牙　　　　　　　　　　　　　磨牙

　　你的上颌和下颌都有磨牙。磨牙比门牙宽且顶部凹凸不平。用手指沿着你的上排牙齿摸一摸，感受一下它们的差别。

　　你的磨牙把苹果磨碎成一堆碎屑，舌头再把它们卷成食物团。

　　口腔中的唾液有助于咀嚼，也帮助你品尝味道。有时候，只是想想你最喜欢的食物都会让你嘴里充满唾液，不信试试看。

食 管

你的舌头把卷成团的食物送入通向下方的管道，也就是你的食管。当你吞咽时，有个活门（会厌）会翻下盖住你的气管，防止食物误入气管。

有时会厌不能及时翻下，食物进入气管。如果发生这种情况，你必须使劲咳嗽，直到将食物从气管中咳出。

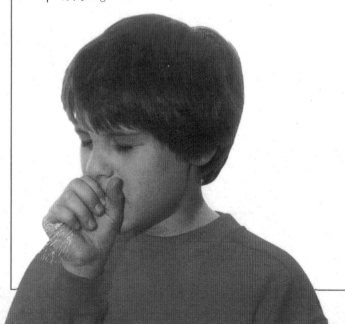

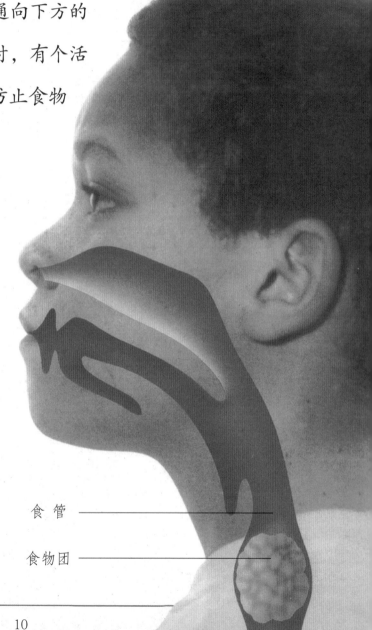

食 管 ——————————————

食物团 ——————————————

食管是一个长约 25 厘米的弹性通道。构成其管壁的肌肉能够把食物挤下去，而不受你的意识控制。想知道它们是如何工作的，可以把一个网球塞入一只长袜里。你必须用手在球的后面挤压袜子才能让球向前移动，食管肌肉就是这样运送食物的。

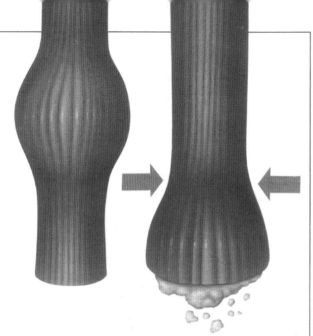

肌肉向下推挤食物。

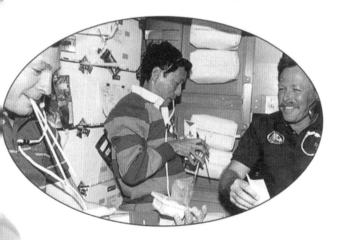

由于食物在你的食管被挤压前进，而不是直接掉落，所以你几乎可以用任何姿势进食，哪怕是倒立进食！正因如此，宇航员即使飘浮在船舱里也能够享用一顿大餐！（不过请记住，直立进餐才是最安全的。）

胃

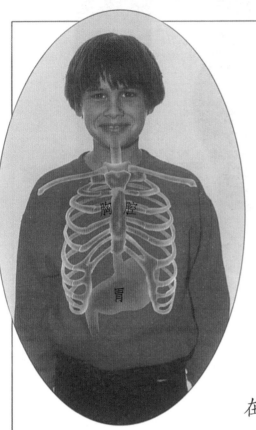

胸腔

胃

糊状食物在食管底端进入你的胃。胃是一个富有弹性的袋子，形状如拳击手套，位于你的肋骨下方。食物会在这里停留 4 小时左右。

在此期间，胃混着胃壁分泌的胃液搅动食物。胃液能杀死食物糊中的细菌，并将食物进一步分解。当食物糊变成一种浓汤时，就可以离开胃了。

食道

食物液

肌肉构成的幽门

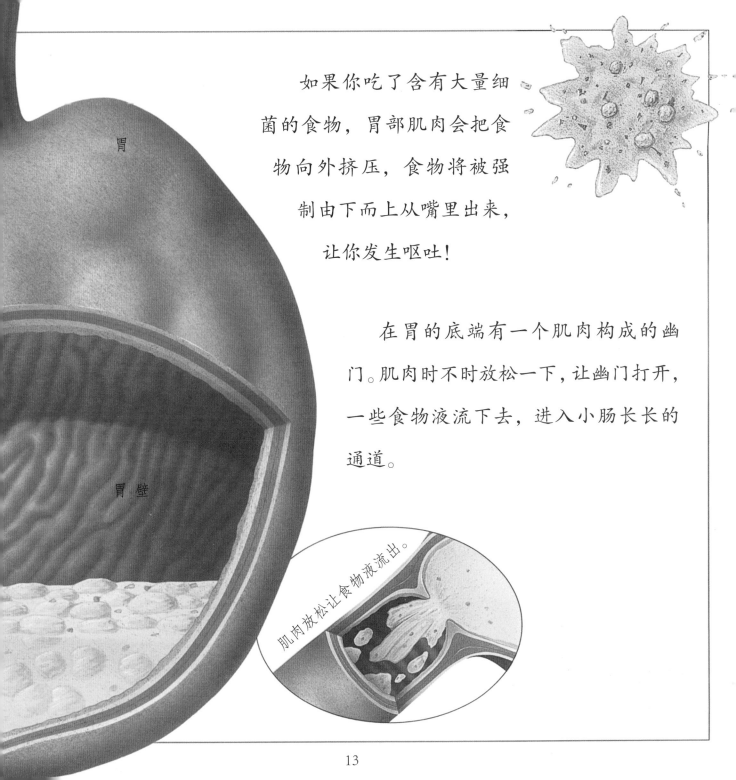

如果你吃了含有大量细菌的食物，胃部肌肉会把食物向外挤压，食物将被强制由下而上从嘴里出来，让你发生呕吐！

在胃的底端有一个肌肉构成的幽门。肌肉时不时放松一下，让幽门打开，一些食物液流下去，进入小肠长长的通道。

胃

胃壁

肌肉放松让食物液流出。

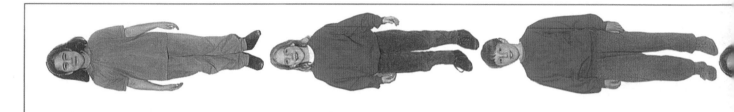

小 肠

你的小肠大约有 5-7 米长，相当于 5 个 7 岁的小孩的身高的总和！食物汤从小肠的一端抵达另一端需要 3-8 小时。

在小肠的第一部分，食物汤与胰腺分泌的胰液和肝脏产生的胆汁混合，有助于食物进一步分解。

肝脏

胰腺

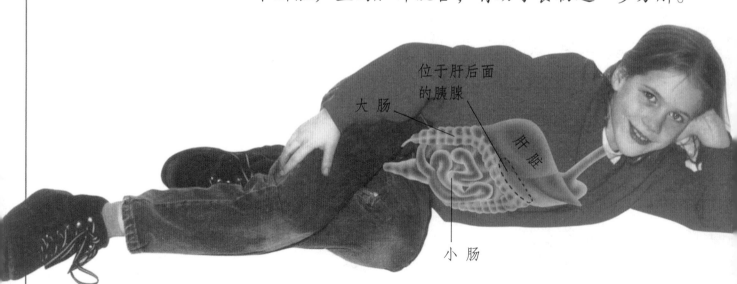

位于肝后面的胰腺

大肠

肝脏

小肠

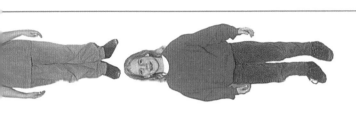

然后，食物在肠道内被继续向下挤，变得越来越稀。

当几乎完全液化的食物到达小肠末端时，营养穿过小肠壁进入血液。小肠壁上排列着成千上万根叫做绒毛的细长柱状突起，能帮助小肠更快地吸收营养。

血液把大部分的营养素输送给肝脏。未能消化的食物则进入大肠。

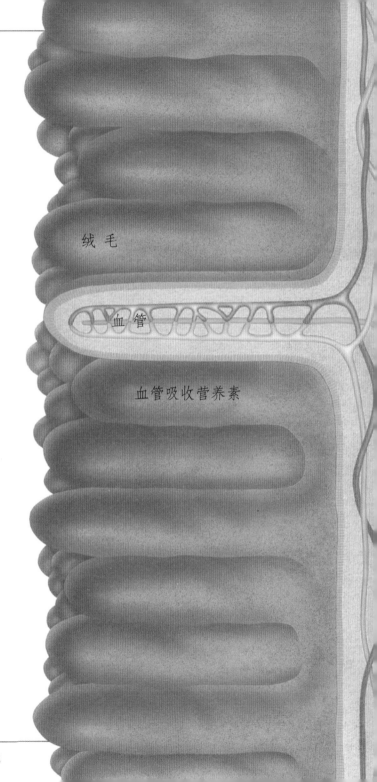

绒毛

血管

血管吸收营养素

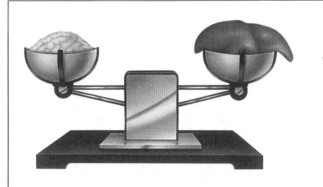

肝 脏

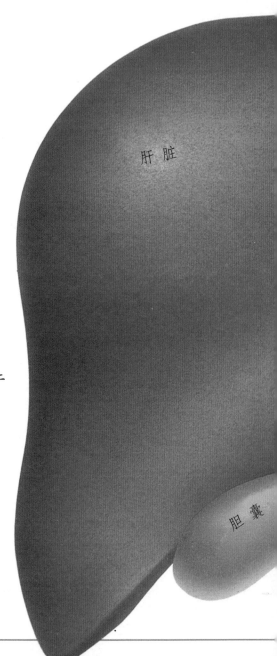

肝脏

肝脏通常位于身体右侧，由下方的肋骨进行保护。肝脏的重量约在 1-2 千克，和你的脑重量差不多。

任何食物都必须经过肝脏的处理才能为身体所用。肝脏过滤营养物质，余下的废弃物由血液带走，它将一些废物转化成胆汁，这些胆汁通过胆管排出肝脏。

胆囊

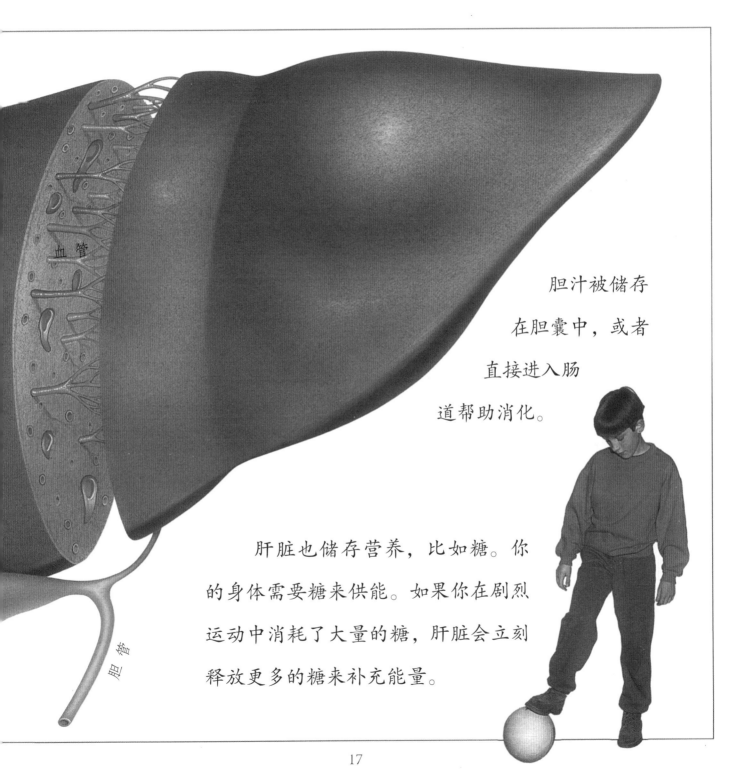

血管

胆管

胆汁被储存在胆囊中，或者直接进入肠道帮助消化。

肝脏也储存营养，比如糖。你的身体需要糖来供能。如果你在剧烈运动中消耗了大量的糖，肝脏会立刻释放更多的糖来补充能量。

大肠

小肠里未消化的食物和水一道由大肠一路运送到你的直肠。

大肠比小肠粗，可长度只有小肠的一半。食物需要24个小时才能从大肠送出。

随着食物和水的不断运送，大量的水被大肠壁吸收进入血液，剩下的只有食物残渣。残渣慢慢干变硬。

当残渣到达你的直肠时，它已经变得比较硬了。这种叫做粪便的固体废物储存在你的直肠中，直到你去厕所将其从肛门排出。

18

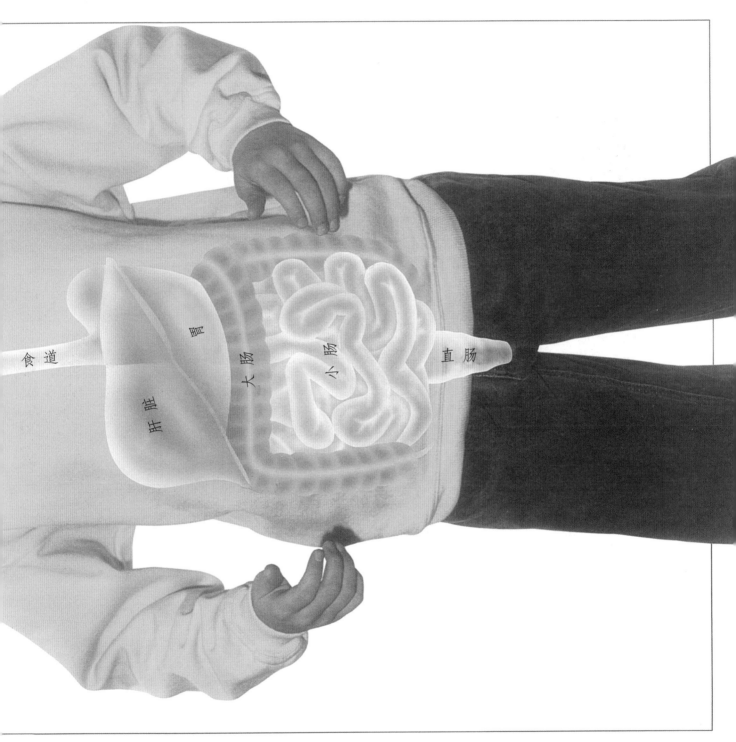

食道

胃

肝脏

大肠

小肠

直肠

能 量

你所吃的大部分食物都转化成了能量。婴幼儿需要的食物比成年人少。当你长到十来岁时，则需要更多食物。

到你长到十五岁左右，你可能和父母吃得一样多。一般又高又壮的人需要的食物比又瘦又小的人多。男人通常比女人需要更多食物。如果你吃的食物超出身体所需，它就会变成脂肪储存在你体内。

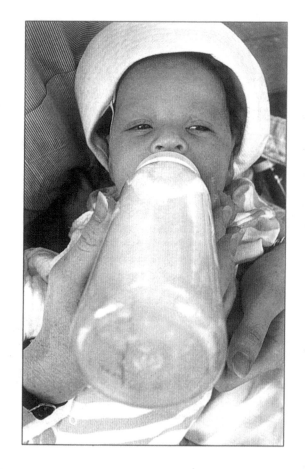

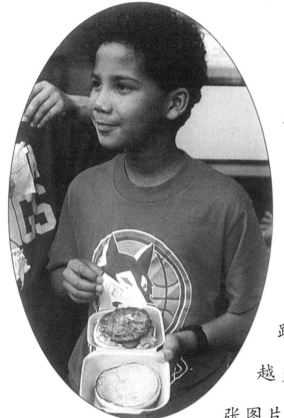

你无时无刻不在消耗能量，甚至睡觉的时候，你的身体也在耗用能量来保持体温和维持心跳。你越活跃，消耗的能量就越多。你认为右侧三张图片中哪个活动消耗的能量最多？哪个消耗的最少？将它们进行排序。答案在本页最下面，把书倒过来看看你的答案是否正确。

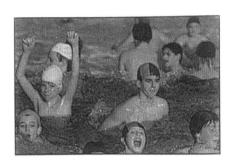

游泳

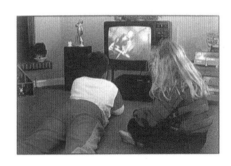

看电视

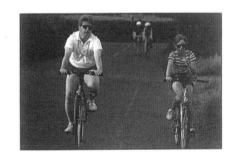

骑自行车

游泳消耗的能量最多，其次是骑自行车，看电视消耗的能量最少。

21

健康饮食

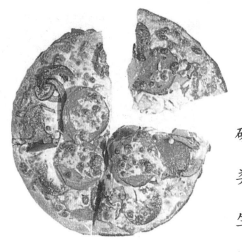

营养存在于食物中，主要分为六类：蛋白质、碳水化合物（糖类）、脂肪、维生素、矿物质（无机盐）和水。

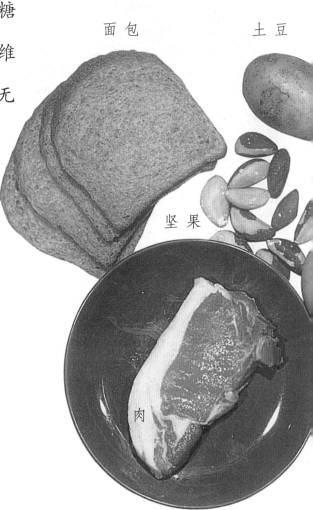

面包　　　土豆

坚果

肉

营养从你吃下的食物中被身体吸收和利用。为了保持健康，你应该每天适量摄入各类营养。每一类营养都在你体内起到某种或多种作用。

蛋白质有助于强身健体。人体无法储存蛋白质，所以每天吃一些含有蛋白质的食物是很重要的。鸡蛋、奶、奶酪、鱼、肉、豆类和坚果等都含蛋白质。

碳水化合物为你提供能量。

它们主要存在于糖、面包和土豆等食物中。如果你长期摄入超出身体需要的碳水化合物，它们会以脂肪形式储存在你体内。脂肪过多会让心脏负荷过重，很不健康。

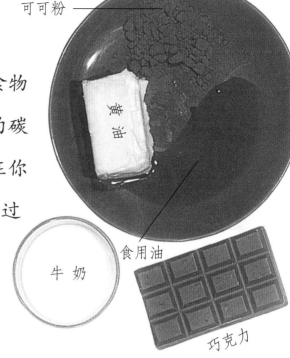

可可粉

黄油

牛奶

食用油

巧克力

鸡蛋

奶酪

牛奶

鱼

脂肪提供身体生长所需和能量。奶、食用油、黄油、巧克力和可可等都含有脂肪。你体内大约三分之一的能量来自于摄入的脂肪。

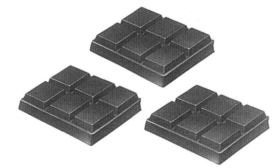

你需要 15 种微量维生素来保持良好身体机能。大多数维生素都存在于多种食物中。维生素 C 只存在于新鲜水果和蔬菜中，尤其是橙子。维生素 C 对皮肤和骨骼健康很重要，它还有助于伤口愈合。

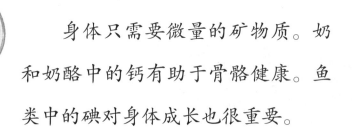

身体只需要微量的矿物质。奶和奶酪中的钙有助于骨骼健康。鱼类中的碘对身体成长也很重要。

水

你每天都应该喝大量的水。因为呼吸、流汗和排泄时，你一天要失去大约 2.25 升水。喝水和进食都可以补充水分，食物总体里有一半都是水。

问问你的朋友们喜欢吃什么？制作一张表格来展示每个人最喜欢的食物，从中找出哪些食物最受欢迎？再制定一个健康的午餐菜单，把它和你最喜欢的食物菜单进行比较，哪个对你更有益？

食物	人数
豆子	
汉堡	
苹果	
奶酪	
意大利面	
巧克力	
鱼	
鸡蛋	

你知道吗？

到 70 岁时，你吃掉的食物总量会超过 30,000 千克，相当于 6 头大象或 2 头蓝鲸的重量。

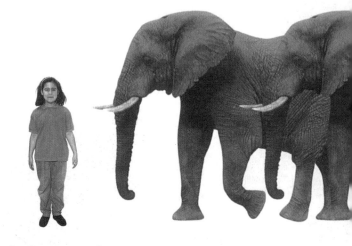

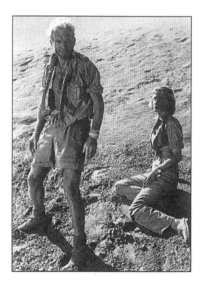

你可以在没有食物的情况下存活三周，不过要是没有水，你只能活三天。

你体内的钙含量与 340 根粉笔所含的钙一样多。

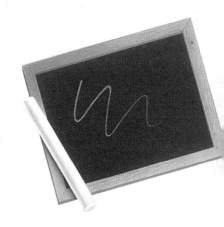

你身体有将近四分之三是由水构成。

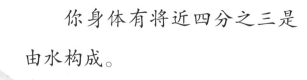

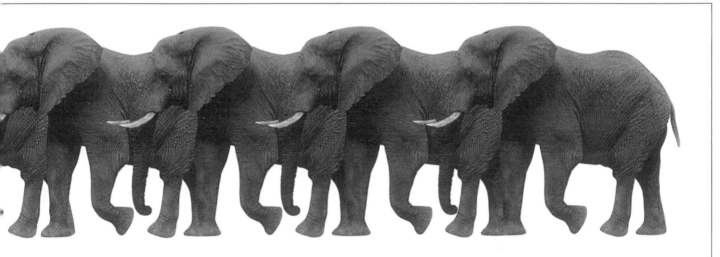

人类的胃一般能容纳 1.5 升的食物和水。

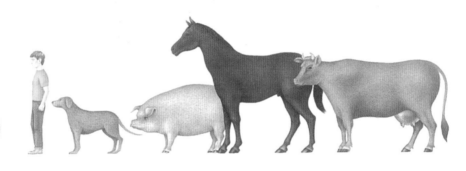

不同动物胃的大小如下：一只大型犬约 3 升；一只猪 6-9 升；一匹马 10-20 升；一头牛约 150 升。

你每天会分泌 1.75 升左右的唾液。

术语表

胆汁：肝脏分泌的液体，有辅助消化的作用。

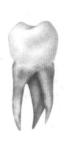

唾液：口腔中的液体，使食物变软变湿，易于吞咽和消化。

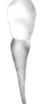

会厌：位于气管顶端的一个活门，防止吞咽时食物进入气管。

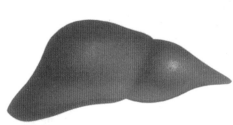

胃液：胃分泌的消化液。

消化：食物被逐步分解为营养和废弃物的过程。

食管：将食物从口腔送到胃的管道。

营养：食物中的有益成分。

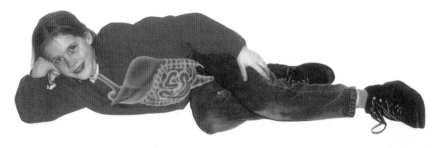